月刊 GEKKAN

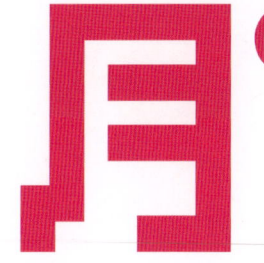

ひと月で読めて学習できる
臨床手技のエッセンスBook

諸星裕夫
Yasuo Morohoshi

接着臨床による
歯根破折からの
生還

デンタルダイヤモンド社

CONTENTS

月刊　諸星裕夫　接着臨床による歯根破折からの生還

刊行にあたって

I 臨床研究
抜歯要因調査からの考察　4

II 臨床評価とプロトコル
保存治療における歯科臨床での問題点　6
歯根破折の保存処置とは　6

III 臨床的分類と診査
歯根破折の保存処置と臨床的分類　10
垂直歯根破折の臨床診断　11

IV 失活歯のトラブルに接着を活かす
抜歯から保存へ　18
case 1 穿孔した髄床底の封鎖　18
case 2 残存歯質が薄い場合の接着支台築造　19
case 3 毛髪様亀裂歯根　19
case 4 新鮮破折歯根　20
case 5 破折歯根の接着再植法　21
case 6 SBの歯周組織親和性を確信するに至った症例　22
COLUMN＊私の臨床を変えた「スーパーボンド」　23

V 陳旧性垂直歯根破折の臨床対応
術前処置　24
再植処置　26
術後管理　30

VI 歯根破折の予防処置
咬合（力）のコントロール　35
case 1 いかに咬合のコントロールが重要か　35
case 2 歯周管理　37
なぜ、接着支台築造法でなければならないのか？　39

VII 「i-TFCシステム」について
i-TFCシステムの構成と適用条件　42

おわりに「接着歯科臨床の未来予想図」　47

刊行にあたって

　3つの出会いが本書の刊行を可能にした。

　第1の出会い —— 眞坂信夫先生との出会い。昭和53年3月、東京歯科大学（第83期）を卒業し、近郊の歯科医院に勤めた後、同期の山口修一先生（シカゴにて開業）、大澤有輝先生とアメリカ歯科事情を遊学。昭和54年12月、アメリカ遊学で合流した同期の愛知徹也先生の紹介で、眞坂信夫先生（理工学教室）の京町歯科（川崎市）にお世話になった。

　眞坂先生には歯科臨床の基礎と研鑽の態度と姿勢を教えていただいた。なかでも、自分の臨床をみるうえで口腔内写真・模型・X線・記録チャートなどの資料をしっかり取得することは、後の『接着歯科臨床』を構築するうえで大いに役立った。昭和55年、同期の中村光夫先生の口添えで、東京医科歯科大学・医療器材研究所の中林宣男教授よりオルソマイト、増原英一教授よりK-セメントの臨床治験を眞坂先生が依頼されたことで、接着剤の歯科臨床導入の先駆け環境に遭遇できた。眞坂先生との出会いがなかったら「接着」との関わりもなく、接着が歯科臨床にもたらしてくれた多くの恵みを誌上に表現することはできなかったと思う。

　第2の出会い —— 患者様との出会い。眞坂歯科医院での7年の研鑽時期を経て昭和62年1月15日に、生まれ育った平塚の地で諸星歯科医院を開院した。開院して以来、接着歯科臨床を基礎にした歯科診療を行ってきた。ここに提示した接着歯科臨床は、多くの患者様に育てられ、時には教えられて築きあげたものである。

　治療が成功したときはともに喜び、長期にわたり患者様の口腔機能の維持安定に貢献できるよう切磋琢磨してきた記録であり結果である。そして、接着歯科臨床がなければ、多くの患者様とたくさんの喜びを享受できなかったと思う。

　第3の出会い —— 次世代への継承者との出会い。今日、接着歯科臨床は、製造企業や販売企業による正しい材料の取り扱いの周知によって広く歯科臨床に応用され始めた。しかしながら、次世代を担う臨床歯科医にとって、接着歯科臨床の長所は何なのか、どうすれば最大の臨床効果が期待できるだろうか。患者様への説明責任の視点に立って、長期経過の接着歯科臨床から学べることは何か。これらを解決するべく筆者は日本接着歯学会や各種講演会で言及してきたが、本書では紙面に限りがあるので、歯根破折の保存治療への応用についてのみ提示した。

　患者様の歯を救い、少しでも長く機能させるための接着歯科臨床を、日常臨床に応用していただければと思う。本書が、若い歯科医師の接着歯科臨床研究を行ううえで、少しでも参考になれば幸いである。

　2013年10月

諸星裕夫

垂直歯根破折

I 臨床研究

　垂直歯根破折の臨床研究は、現在の歯科臨床（治療状況）を把握することから始まる。「歯科臨床での垂直歯根破折の出現頻度はどのくらいか？」。臨床研究では、主観的「経験則」と客観的「エビデンス」から答えを導かなくてはならないが、残念ながら、これまで垂直歯根破折の出現頻度などの統計報告や調査報告はあまり聞かない。そこで、筆者も参加して報告した第2回目の神奈川県歯科医師会主催・抜歯要因調査から、歯根破折の動態について考察してみたい。

抜歯要因調査からの考察

　筆者が参加して報告した抜歯要因調査は、2回目である。
　第2回目の調査期間は、平成13年9月〜11月までと平成14年6月〜8月までの6ヵ月間である。第1回調査は、平成2〜3年度に同様に行っている。
　被調査歯20,398歯のうち第3大臼歯（智歯）は5,201であり、全体の25.5％であった。抜歯の主原因（智歯を除く）の割合は、う蝕歯が30.2％、歯周疾患が55.5％、その他が14.3％であり、う蝕歯より歯周疾患による抜歯が多数を占めていた。
　前回と今回の調査結果を係数換算して比較してみると、抜歯の主原因（智歯を除く）では、う蝕歯が減少し、歯周疾患ならびにその他が増加するという明らかな変化が観察された。
　抜歯された歯の状態をみると、冠による治療を受けている歯の割合は増加し、う蝕歯（未処置歯）は減少している。
　また、歯髄の状況は「根充あり」の割合が増え、「根充なし」が減少している。歯科治療の供給が歯の寿命の延伸に寄与していると考えられるが、抜歯の主原因（智歯を除く）では、「その他」のなかで、破折の割合が増加していることを考え合わせると、一部の咬合機能を回復した歯が、咬合圧に耐えられず破折を起こしてしまうという道筋が見てとれる。
　さらに、平成17年3月に全国の歯科医院における抜歯処置とその主原因等を調査し、歯の喪失の実態と原因について全国的な状況を把握する目的で行われた、財団法人8020推進財団による「永久歯の抜歯原因調査報告書」がある。対象は、日本歯科医師会の一般会員名簿から5,131名の歯科医師を順序抽出した。平成17年2月1日〜2月7日に実施し、回収率は39.1％であった。抜歯の主原因は歯周病42％、う蝕32％、その他13％、破折11％、矯正1％の順で、近年行われた各地の調査結果とほぼ一致していた。
　一方、経験則より筆者の臨床では、月に1〜2症例の垂直歯根破折を診ている。20年前に比べ、歯根破折を疑う症例は若干増加しているように思われる。これは、診断法や診

断技術が進んだため容易に破折が診断できるようになったことに要因がある。そして、失活歯を保存・補綴処置に活用する機会の多いわが国の歯科治療状況から、このままの歯科治療を続ければ、歯科医師の増加に伴い、今後、破折を抜歯の主原因とする数は増加しないまでも、減少することはないと思われる。

また、歯周病が抜歯の原因と判断したなかに歯根破折は含まれていないのかとも思えるが、今回、回答を寄せた会員歯科医の平均年齢は51歳（臨床歴25年程度）であることから、破折に対する誤診率は比較的少ないと考える。これらの報告からわかることは、抜歯要因の少なくとも10％は歯根破折であることが、明らかとなった。

では、これまでの臨床での垂直歯根破折の取り組みについてはどうだったのだろうか。臨床研究としては何かしてきたであろうか。

次の章で述べるが、筆者らはスーパーボンドの臨床技法を検証し、普及するべく接着臨床研究会を1988年に立ち上げ、活動をしてきた。

日常臨床における支台築造の問題点は、①脱離、②歯根破折、③根尖性歯牙支持組織病変（咬合痛）、④根面う蝕（二次う蝕）、⑤歯肉変色（歯冠修復での審美障害）、⑥金属アレルギーがある。これらの問題を解決するのに、スーパーボンドを用いたi-TFCシステムを開発した。本システムは、根管充填と支台築造を一度に行うシステムである。筆者は長年、歯根破折歯の保存に取り組んできた。i-TFCシステムは歯根破折を防ぐ有効な手段になると思われる。本書では、支台築造の問題点の1つである歯根破折と、i-TFCシステムがどのようなものなのか、概略を示す。

垂直歯根破折の保存に接着性レジン・スーパーボンド（SB：サンメディカル）の働きが大きいことが、臨床研究から判明した。

接着性レジン・スーパーボンドの7つの特徴

①エナメル質・象牙質・金属への接着強さが優れている。その接着強さは、歯質・被着面への正しい表面処理によって得られる。

②MMA系レジンのため耐衝撃性に優れ、靱性・応力分散の値が他の接着性レジンに比較して高い。

③歯髄組織への為害性がほとんどないため、象牙質が露出した生活歯の支台装置への応用ができる。

④ポリマー粉末色によるオペーク効果が期待できる。これにより前歯部の接着部ブリッジの審美性は格段に向上する。

⑤化学重合形態を示し、初期硬化に7分の時間を要する。また、重合硬化時のレジン収縮は被着面方向に起きる。装着時、接着ブリッジの位置がずれないような工夫が必要となる。

⑥多目的接着材であり、筆積み法、混和法での応用が可能である。

⑦硬化後の被膜厚さは、他の接着性レジンに比べて厚く、50μmに及ぶ。

＊本書では、「歯根破折」の用語の他に、破折した歯根そのものを示すときには「破折歯根」の用語を使い分けています。

垂直歯根破折

II 臨床評価とプロトコル

　垂直歯根破折の臨床研究を行ううえで、プロトコルは必要不可欠な記録であり、EBMを確立させる視点からも蓄積すべきものと考える。では、何の目的で、何を、どのような指標で記録するかは、臨床経験則での問題発見と解決能力、倫理観などによって大きく異なる。そこで、垂直歯根破折の保存治療における歯科臨床での問題点をあげ、考えてみた。

保存治療における歯科臨床での問題点

「垂直歯根破折の原因は何か？」
「保存か、抜歯の診断はどうするのか？」
「なぜ、この治療法がよいのか？」
「その治療法はどういう仕組みで効果を示すのか？」
「抜歯と比べることのできない保存療法で、より優れた臨床効果、長期経過症例を得るには何が重要か？」
「垂直歯根破折の予防はどうするのか？」
「患者側の保存療法への評価はどうなのか？」
　など、垂直歯根破折の保存治療を行う際には、さまざまな問題をクリアしなければならない。さらに保存療法を選択するにあたっての臨床での勘どころが問題となる。
　本書では、臨床現場で評価されなくてはならない臨床診断、臨床術式、使用インスツルメント、メインテナンスの重要性、最後に歯根破折の予防法等について臨床報告例を参考に考えていきたい。
　1995年接着性レジン・スーパーボンド（以下SB：サンメディカル）が、垂直歯根破折の保存に有効であることを臨床応用のなかで立証するため、接着歯科臨床研究会のなかに歯根破折部会として眞坂信夫氏を筆頭幹事に、筆者を含め9名（6医療機関）のメンバーが集まった。そこで考えられたのが、表❶〜❺のプロトコルである。

歯根破折の保存処置とは

　プロトコルから破折歯根の保存処置について検討してみた。
①調査機関台帳である。
②患者台帳には個人識別コード、年齢、性別、職業など一般プロトコルは、日常臨床で遭遇した適応症例について、その診断と処置等の内容を記載する。

表❶

破折歯保存部会発足
1998年11月　破折歯保存の情報交換会
1999年6月　　接着臨床研究会 　　　　　　　　破折歯保存部会
1999年10月　破折歯保存の実行委員会
Ⅰ　破折歯保存のプロトコル
Ⅱ　破折歯保存治療に関するアンケート調査

表❷

調査機関台帳	
北海道大学歯学部歯科保存学第2講座	菅谷　勉　先生
新潟大学歯学部第2補綴学講座	田口直幸　先生
大阪大学歯学部歯科保存学講座	河合啓次　先生
眞坂歯科医院	入江英彰　先生
イイジマ歯科医院	飯島国好　先生
諸星歯科医院	諸星裕夫　先生

表❸

破折歯の履歴		
破折歯の部位	築造方法	ブリッジの場合の歯式
生活歯、失活歯	築造体の種類	対合歯の種類
失活歯の場合の既往	使用セメントまたはシステム	（咬合様式）
歯髄処置の種類	使用セメントの商品名	側方運動時のガイド
拡大号数	（メタルコアの場合）	バーティカルストップの有無
解剖学的根尖孔	金属の種類	バーティカルストップの歯式
根充方法	（レジンまたはアマルガムコアの場合）	犬歯ガイドの有無
根充実施年月日		アンテリアガイドの有無
根充材	既製ポストの有無	患歯のファセット
患歯の補綴物の状態	ポストの長さ：歯根長の歯槽骨縁の位置	アイヒナーの分類
築造実施年月日		その他の特記事項
築造時年齢 Y	修復物の種類	
築造時年齢 M	当該歯の利用状況	

表❹

術前診査	
術前診査年月日	Probing depth 1（mm）
臨床症状	Probing width 1（mm）
分類の状態	Probing 時の出血 1
［未分離の場合］	Probing 時の排膿 1
未分離の動揺度	骨吸収 1（デンタル X-p）
未分離の縁上歯質残存状況	骨吸収の程度 1
未分離の辺縁歯質う蝕罹患状況	［破折線 2］
骨吸収の状態	［破折線 3］
［破折線 1］	［完全分離の場合］
破折線 1 の部位	完全分離の破折線部位
破折線 1 の分離の状態	完全分離の骨吸収（デンタル X-p）
開く場合の分離の程度 1（mm）	完全分離の骨吸収形態（X-p）
破折線の深さ 1	完全分離の骨吸収程度
	完全分離の縁上歯質残存状況
	完全分離の辺縁歯質う蝕罹患状況

③破折歯の履歴では、破折部位、生活歯か失活歯、根充状態、支台築造体、修復物の種類、そして処置・予後について、すべて診査・報告しなければならない。したがって、調査内容は簡便でその記録が後日の臨床評価に繋がるべきと考える。さらにその報告から明日への臨床の糧になるものがなくてはならない。また、臨床で本当に必要な内容であるべきで、時間ばかりとってあまり役立たない内容ではプロトコルとして続ける価値はない。

表❺

処置	
[術前処置]	[再植の場合]
術前処置日	捻転再植時の角度
整復	捻転再植の骨削除
整復方法	接着層の厚さ（mm）
整復結果	再植後の処置
根治	その他の再植後の処置
根治内容	歯根の長さ（mm）
その他の根治内容	歯根膜の状態（汚染面）
投薬	固定方法
[処置1]	固定期間（days）
処置1実施日	[処置2]
処置1内容	処置2実施日
	処置2内容
	フラップ時の骨の欠損状況
	その他の処置

　プロトコルの問題点は、このあたりにある。本当に必要なデータとは何かが、大きな問題となる。
　垂直破折歯の特徴として、次の項目があげられる。
・垂直破折歯は歯冠―歯根の根尖（根端）にまで達する破竹様割線を示す。
・臨床では瘻孔形成、咬合痛、歯肉腫脹等を主訴として来院する。
・歯周組織の破壊が少ない新鮮破折歯と破壊が大きい陳旧性破折歯がある。
・破折の形態により部分破折・全部破折・破折分離に分ける。
・予後は歯根膜／歯槽骨／セメント質の破壊状態および破折部の整復状態に影響を受ける。
　これらの特徴をふまえたうえで、本研究会では、これまで垂直歯根破折の保存療法の臨床評価を適正に行うために、以下の項目に関して臨床報告を取り入れながら垂直歯根破折の保存療法について、3年にわたり月1回、縷々検討を重ねてきた（表❻）。
①SBは垂直歯根破折の保存療法に有効であることの臨床報告と、長期経過の蓄積が必要となること。
②プロトコルを作成して垂直歯根破折の保存療法について、診断・保存治療・メインテナンス・予防処置についての検討が必要となること。
③歯根破折患者さんへのアンケートならびにリコールによる追跡調査が必要であること。
④基礎的EBM（歯周病学会での研究報告）を充実させる必要がある。
　など、同じく接着歯科臨床研究会で運営開催されていた支台歯築造部会へ答申を行った。
　支台歯築造部会では、接着材を有効活用した臨床的に安定した支台築造や根管充填を考案して具現化することを目標に開催してきた。答申は以下のようになる。

II 臨床評価とプロトコル

　現在の歯科臨床で見受けられる垂直歯根破折は、ほとんどが医原病である。このため、垂直歯根破折の最大の予防法は歯髄を守ることになる。しかしながら歯髄を失った（失活歯）の場合では、歯根破折発生率は大きく増加することになる。どうしても歯髄が保存できないのであれば、最適な材料（根築材：根充材と支台築造材が同一材料で、同時に処置できる接着性を有するレジン材料がこれにあたる）で、もっとも安全で確実な根管充填と支台歯築造を行う必要がある。すなわち、垂直歯根破折の臨床対応は、歯髄保存や根管充填・支台築造のあり方、材料にまで言及することになる。しかし、基礎的・臨床的EBMがまったくなくては、垂直歯根破折の臨床対応はいかにすべきか証明されようもないし、支台築造のあり方、材料にいたっても同じことである。そこで、広く臨床医が取り入れやすいプロトコルと患者さんによるアンケートの評価・臨床的EBMの確立が望まれることとなる。

表❻

評価	
評価年月日	ポケットの状態
評価期間	深さ（M・MB・B・DB・DL・L・ML）
評価期間（weeks）	出血
評価期間（days）	排膿
評価期間（months）	歯肉の状態
評価期間（years）	歯肉の色
動揺度	歯肉の炎症
違和感	フィステル
咬合痛	打診音
打診痛	その他の所見
自発痛	X-pにおける所見
破折線1の部位	歯根吸収傾向
破折線2の部位	アンキローシス
破折線3の部位	骨欠損の変化
完全分離の破折線部位	

垂直歯根破折

Ⅲ 臨床的分類と診査

　失活歯の最大のトラブルである垂直歯根破折に対して接着を応用することによって、筆者の破折歯保存療法の臨床ではどのように歯根破折が位置づけされたか、その分類と対処方法について述べる。

歯根破折の保存処置と臨床的分類

　本項では臨床でよく経験する盃状・鞘状歯根、毛髪様亀裂歯根、これらは破折予備群としている。また、破折歯根の状態や保存処置の選択などから、新鮮破折歯根と陳旧性破折歯根に分けてみた。

　新鮮破折歯根（**表❶**）は、いうまでもなく破折して間もない時間経過（2、3日以内）の症例を示す。臨床的には根管治療中の歯根破折、生活歯の歯冠―歯根破折や、破折線が新鮮（汚染されていない状態）で整復・固定が確実に行える症例で、歯槽骨の破壊が少ない症例がこれにあたる。

　しかし、臨床的EBMが確立されていないなかでは、口腔内接着技法による保存処置の対応が可能な症例ととらえていただきたい。保存処置についてみるならば、問題なく臨床経過が追える年数はどのぐらいなのか、3年経過でよいのだろうか？　それとも10年問題なく良好な経過を観察して、初めて術後経過良好とするのか、経過年数が問題になる。これからの臨床的EBMによるところは大きい。しかしながら現在、10年の臨床経過は当然、問題なく追いたいものである。本書では、いちおう5年の臨床経過が得られて保存できたものと判断している。

　一方、陳旧性破折歯根は、破折後かなりの時間経過（1週間以上）をもつ場合がこれにあたる。臨床的には、根管内の汚染（嫌気性菌による）があるだけでなく、歯周組織に炎症が及び、歯槽骨の破壊が認められ、整復・固定をしようにもできない。炎症性肉芽や汚染物質が破折線を被覆している症例が該当する。時間的経過には、不完全垂直破折と完全垂直破折では、違いが出る。

　また不完全から完全に移行するものや、予備群から破折に移行する症例も多い。これら陳旧性破折歯根はすべて抜歯かというと、口腔外接着による整復・固定を応用した再植保存処置、ヘミセクションなど、臨床での保存可能か保存不可能か選択に迷うところでもある。

　さて、いろいろな歯冠・歯根破折臨床分類がその状況や目的からこれまで提唱されてきた。歯根破折の臨床分類としてはWHO等の分類（**表❷❸**）、飯島の分類（**表❹**）等があり、それぞれの目的により違ってくる。もちろん、垂直破折歯根の保存処置はその分類には含

表❶

垂直破折歯の保存処置と臨床的分類

- 盃状・鞘状歯 ──┐
- 毛髪様亀裂歯 ──┴→ 接着支台築造法（口腔内接着法）

- 新鮮破折歯 ──→ 歯冠結紮固定法
  接着支台築造法（口腔内接着法）

- 陳旧性破折歯 ──→ 歯冠結紮固定法
  再植
  接着支台築造法（口腔外接着法）（ヘミセクション）

表❷

WHO の分類
①歯髄を含む歯冠破折
②歯根破折（歯根水平破折）
③歯冠—歯根破折（垂直破折）

Schneider らの分類
Ⅰ 破折は歯肉付着の上部
ⅡA 破折は歯肉付着の下部：付着歯肉は十分ある
ⅡB 破折は歯肉付着の下部：歯肉歯槽粘膜境界を超えている
Ⅲ 破折は骨縁をはるかに超えて歯槽骨内に及んでいる

表❸

Basrani の分類	
1. 歯冠破折	（1）エナメル質の破折
	（2）エナメル質と象牙質の破折
2. 歯根破折	a 露髄なし
	b 露髄あり
3. 歯冠—歯根破折	

Williams らの分類
1. エナメル質から象牙質に及んでいる不完全垂直破折
2. 歯髄に波及している不完全破折
3. 歯周組織に波及している不完全破折
4. 完全破折
5. 根端に起因する垂直破折

表❹

飯島の分類
1. 歯冠性破折
歯冠部から発生し、破折線が歯根方向に走っているもの（ただし、歯根に波及していない水平および斜破折も含む）
2. 根管性破折
根管内から発生し、破折線が斜め、あるいは根尖方向に走っているもの
3. 根尖性破折
根尖部から発生し、破折線が歯冠方向に走っているもの

まれず考慮される余地もない。垂直破折歯根の臨床対応分類をもとに、臨床報告と臨床経過をまとめたので報告する。さらに、臨床対応、とくに保存処置については、詳しいプロトコルをとることにより臨床的 EBM が可能になると考えている。

垂直歯根破折の臨床診断

歯根破折の臨床診断には、視診（含む：マイクロスコープ）、印象によるレプリカ診断、口腔内カメラ像による診査、X線写真等を用いているが、最近、CT スキャナーや MRI 等の活用も始められている。しかし、ここで述べる歯根破折の臨床診断は、単に亀裂や破折線を見つけることではなく、破折原因を考慮して破折歯を中心に複合的に、情報・資料を検討して行うべきである。

歯根破折はなぜ起きるのだろうか？　歯の強度より大きな力、外力が加わったためと思われるが、外力が強すぎたためだろうか？　あるいは歯が弱かったためだろうか？

表❺

歯根破折の原因	
1. 力による破壊が原因（外傷性破折）	・生活歯での咬合異常 ・生活歯での支台築造の誤り ・歯槽骨との衝突
2. テクニックエラー（医原性破折）	・ポストの除去時 ・根管治療時 ・根管充塡時 ・TEK ・セメント合着時（未硬化時の破折） ・補綴法の選択の誤り
3. 不顕性の亀裂、破折（病的破折）	・歯質の劣化（生理的） ・歯根吸収

表❻

歯根破折の診査手段	
①視診	②レプリカ
③口腔カメラ	④X線写真

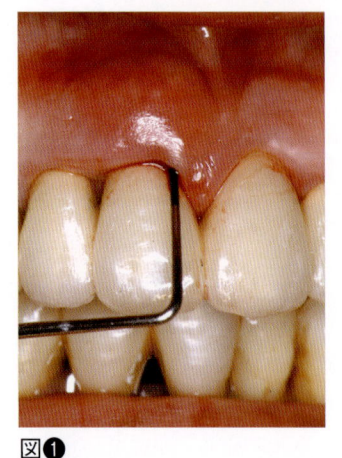

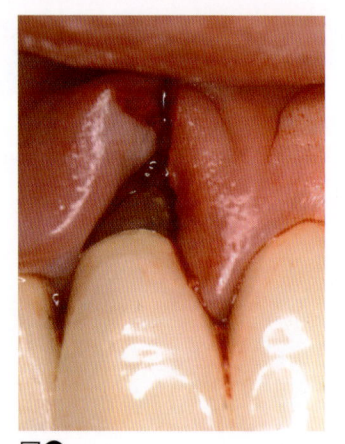

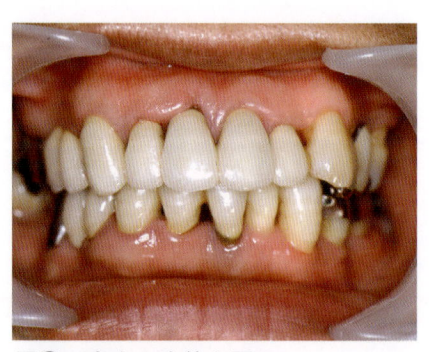

図❶

図❷

図❸　歯肉の改善を図る

図❶❷　歯根面に亀裂や破折線がないか診査する

　表❺は歯根破折の原因を整理したものであるが、外力としては、補綴装置・支台築造材の歯根にかかる回転力が要因といわれている。

　表❻に臨床診断を行ううえで必要な手段をあげる。

①視診（マイクロスコープを含む）

　視診では、必ず破折線を確認する。臨床では、歯根破折歯は、瘻孔形成、咬合痛（咀嚼時痛）、歯肉腫脹などを主訴として来院するが、ほとんどは無自覚症状の場合が多い（図❶）。図❷のように、歯周病による歯肉腫脹があっても、歯根面に亀裂や破折線がないことを診査することは重要となる。歯肉腫脹の鑑別診断に視診は欠かすことができない。破折線を確実に明示する方法として、ヨード染色を利用したものや、染色剤を用いた染色法があるが、歯根を保存するにあたっては、これらの染色剤の多くは接着性レジンの接着効果を阻害するため控えたほうがよいと考える。図❸のように歯周病が原因による歯肉腫脹の場合は、歯肉改善が求められる。

②レプリカ診断

　視診では不顕性な根尖部などの破折状態や整復後の接着状態を確認する方法として精密

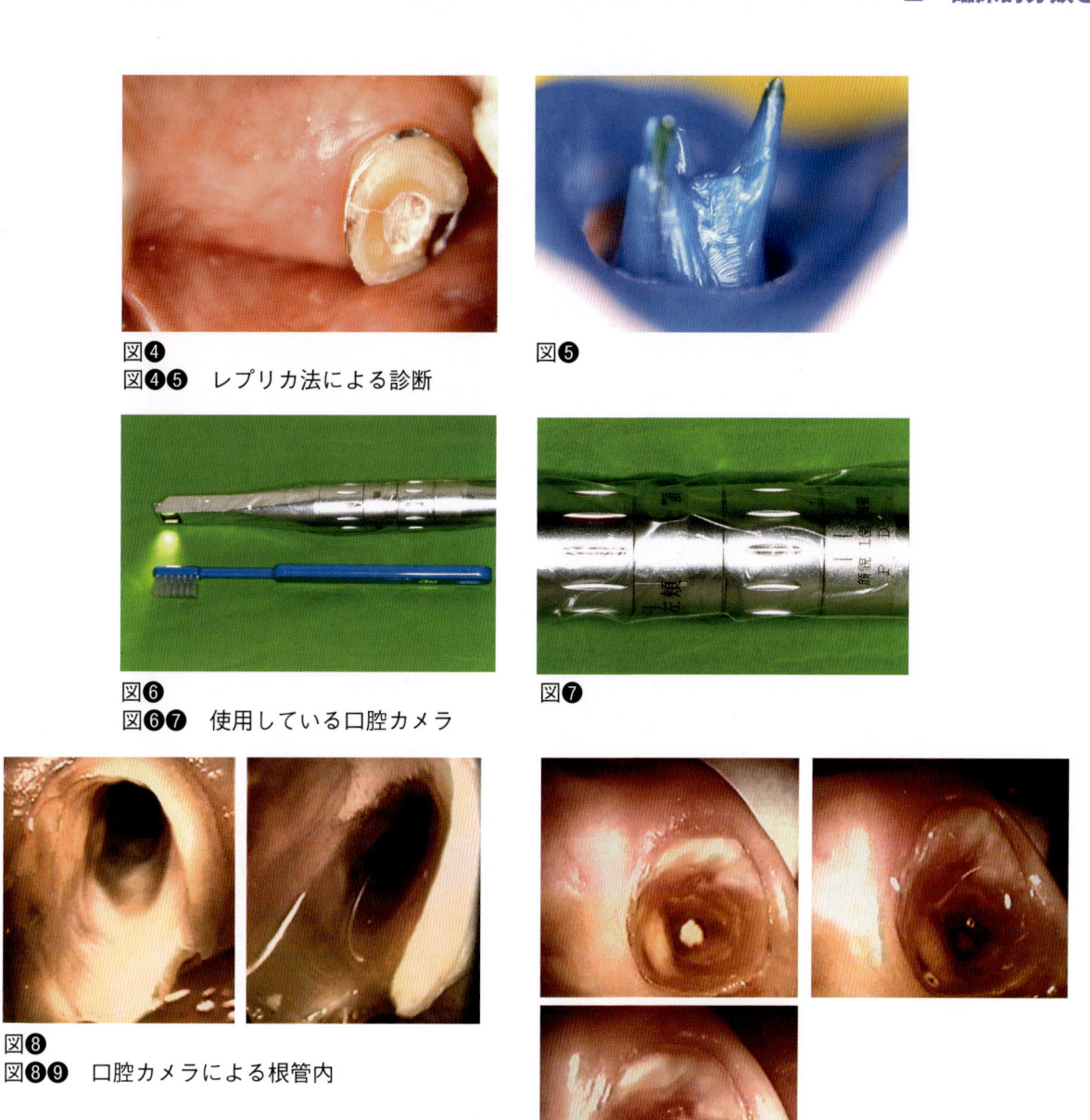

図❹
図❺
図❹❺ レプリカ法による診断

図❻
図❼
図❻❼ 使用している口腔カメラ

図❽
図❾
図❽❾ 口腔カメラによる根管内

　印象で副模型を作製する、レプリカ法による診断は有効となる。かなり微小な毛髪様亀裂や根面部のリスでさえも忠実に再現してくれる（図❹❺）。レプリカ法は歯科医師であれば必ず応用でき、破折線の走行状態、破折範囲を他の人に説得する際に十分な根拠となる。
③口腔カメラ像による診査
　近年、口腔カメラの普及により破折線を画像にて患者とともに確認できるようになった。図❻❼は、現在使用している口腔カメラであるが、図❽❾に示すように、根管内11mmの深さまで明瞭な映像を提供してくれるため、根管内が手に取るように観察できる。
　また、根管内に生食水を入れることで、乾燥状態とは違った拡大された画像が観察できる。しかし大切なのは、これらの画像資料は必ず保存し、いつでも患者さんに提示できるようにしておかなければならないことである。臨床の可視化はこれからの歯科医療に必要不可欠なものと考えている。

接着臨床による歯根破折からの生還　13

④X線像による診査

　歯周組織、とくに歯槽骨の破壊状態を的確に伝えてくれるものにX線像がある。垂直歯根破折は比較的早期に部分的外傷性骨嚢を形成するため、それに伴う歯周組織への影響は著しい。そのX線像からは、何かしらの「意味付け」を探りだしていく必要がある。いわゆるX線像の読像である。

　X線像のどこの何を読像するのかが問題となる。そこで、プロトコルで分類したように、X線像を歯周病の歯槽骨の破壊状態の進行分類から、後述の8パターンに分類した。しかしこのX線像の多くは、時間の経過とともに著しく変化すると考える。したがって、その像は一過程であって、いつも同じ像を示すものではない。わずか4週間でまったく異なったX線像に変化することもある。

　図❿は、はじめは亀裂や破折であってもまだ破折部の離開していない状態で、歯周組織への侵襲はそれほどでもない。この症例では、一見問題ないようにみえるが、歯肉腫脹を伴っている。自覚症状はほとんどない。夏休み時期で通院できず、このまま放置された。

　図⓫は同じ部位のわずか28日後の状態。歯槽骨の吸収（破壊）が進むことにより破折部は離開しはじめ、歯牙の動揺も著しくなっていた。補綴はカンチレバーが装着されていて、除去すると支台は外れていた。残念ながら抜歯に至っている。犬歯でなかったら、根管清掃・根管消毒後、炎症の消退を待って保存処置を考えたかもしれない。このように、画像だけに診断基準を求めることは危険である。その画像変化についてはあまりにも多様すぎて確かな答えができないのが現状である。たった1枚のX線像によって垂直歯根破折の経過診断を確実に行うことは難しい。そこで筆者は、より正確な垂直歯根破折の臨床診断の証拠となるように、これまでの臨床での垂直歯根破折のX線像のデータから8パターンに分類した（**図⓬**）。

　前述したように歯槽骨に吸収像を見るものは、陳旧性破折歯根と診断できる。

①骨吸収なし（**図⓬a**）：これは破折線が唇面にあったためフラップを開けるまで歯槽骨の吸収が確認しにくい症例である（**図⓭⓮**）。

　図⓯の垂直歯根破折線はいわゆる破竹様（竹を割った）の形態をとるため、多くの臨床例で複数以上の破折線を確認している。

②水平型（**図⓬b**）：いわゆる歯周病の典型的な水平型吸収像と類似するが、隣接面に生じた亀裂や歯根破折の初期によく確認される。垂直破折歯根に特有の骨吸収ではなく、歯周病が基礎疾患になっている場合もある。歯槽骨の裏付けのない歯牙（歯槽骨の吸収により歯の支持が不安定）においては、外力により垂直歯根破折は起こりにくいが、ひとたび破折が起こると歯槽骨が吸収を起こす構図となる（**図⓰⓱**）。

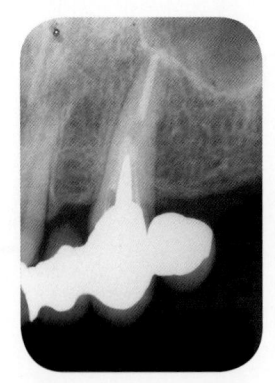

図❿　破折部は離開していない

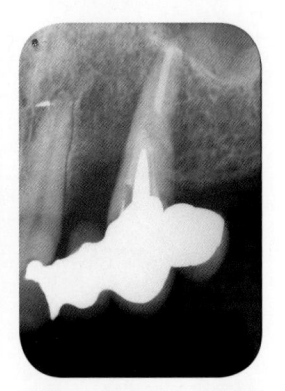

図⓫　28日後。歯槽骨の吸収が進むにしたがい、離開しはじめ動揺も著しくなっていた

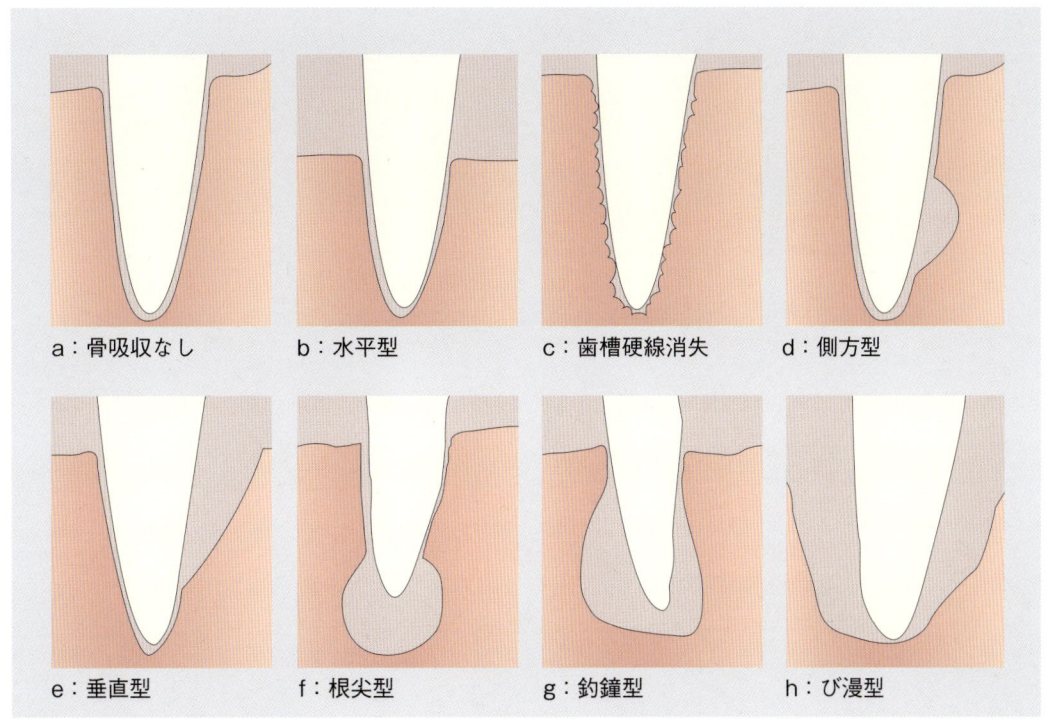

III 臨床的分類と診査

a：骨吸収なし　　b：水平型　　c：歯槽硬線消失　　d：側方型

e：垂直型　　f：根尖型　　g：釣鐘型　　h：び漫型

図⑫　垂直歯根破折の分類

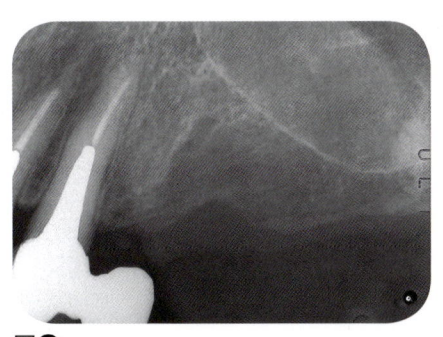

図⑬

図⑬〜⑮　骨吸収なし

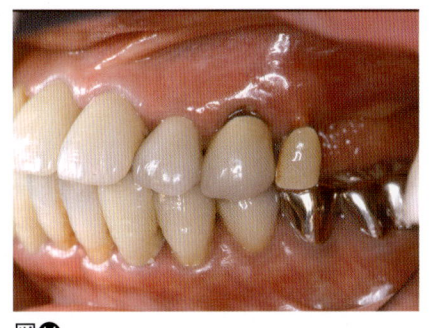

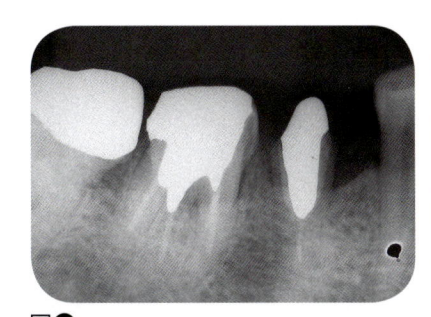

図⑭

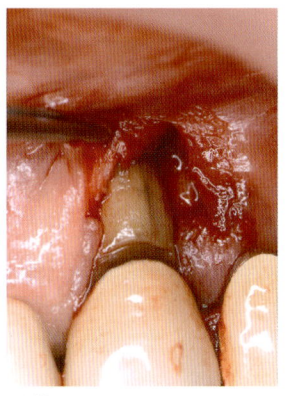

図⑮

図⑯

図⑰

図⑯⑰　水平型

接着臨床による歯根破折からの生還　15

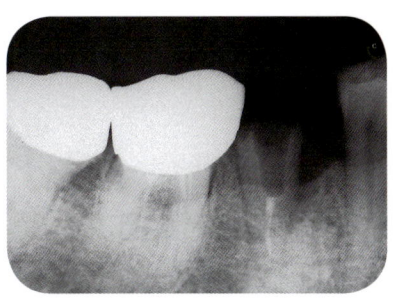

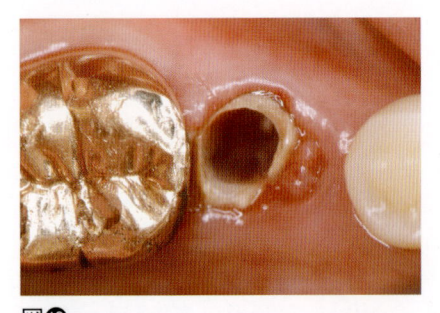

図⑱ 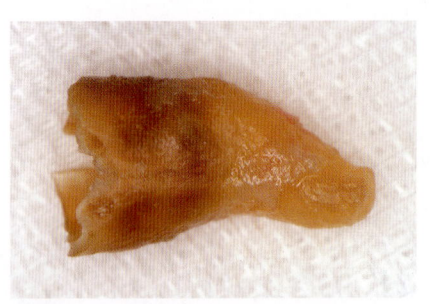
図⑲
図⑱⑲　歯槽硬線消失型

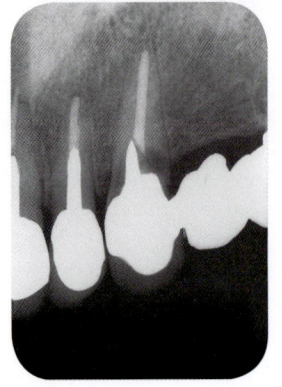

図⑳　側方型
図㉑　垂直型 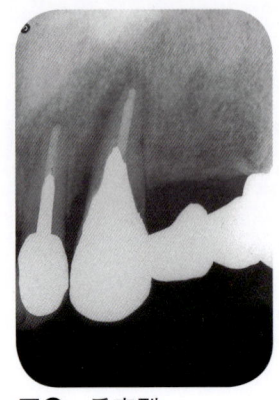
図㉒　根尖型 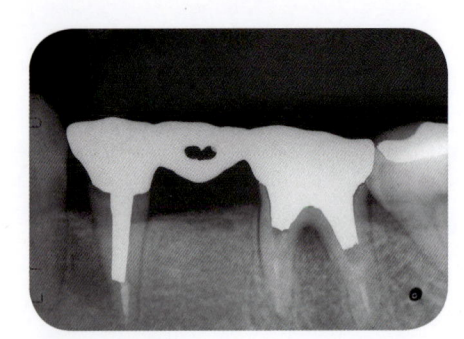
図㉓　釣鐘型 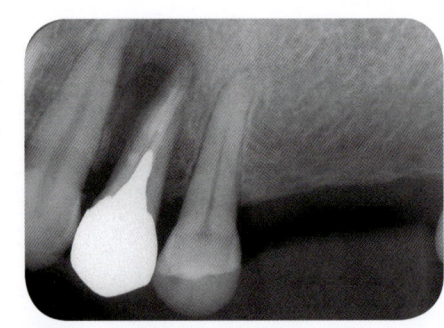

③歯槽硬線消失型（図⑫c）：比較的初期に認められる型といえる。あまりにも強い力が、つねに負荷されることにより自然に歯根破折を生じた症例と考える。ことに、側方運動時に適切なガイダンスがなく咬合していることがその主原因と考える。

　図⑱⑲は口腔外整復・固定後、母床での安定が確保されたため再植した症例である。

④側方型（図⑫d）：この場合は、隣接面におけるパーフォレーションによる支台築造の失敗が原因による歯根破折と考える。このため、著しく大きな破折部位に特有の骨吸収像が現れる（図⑳）。

⑤垂直型（図⑫e）：比較的よく見かけるが、近遠心的方向にて破折が起きていて破折線が存在すると思われる。咬合状態によりその破折線の離開状態は近心、遠心にそれぞれ分かれる（図㉑）。

⑥根尖型（図⑫f）：根尖部での骨吸収が大きいことから根尖型と呼ぶが、多くの症例では、歯冠部が冠などによって固定されているために、ひとつの規格化したX線像になる。この症例が残せるかどうかは、新鮮破折か陳旧性破折かによる（図㉒）。

⑦釣鐘型（図⑫g）：歯周組織の破壊が進んだ状態で陳旧性破折歯根などによく見受けられるのが、このX線像になる（図㉓）。

　図㉔は同じく釣鐘型であるが、6̲の近心根をヘミセクションすることで、今でも問題なく機能している（図㉕）。

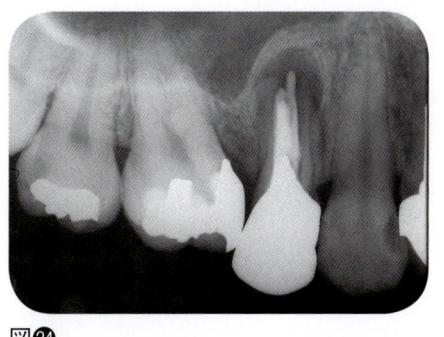

図㉔
図㉔㉕　釣鐘型

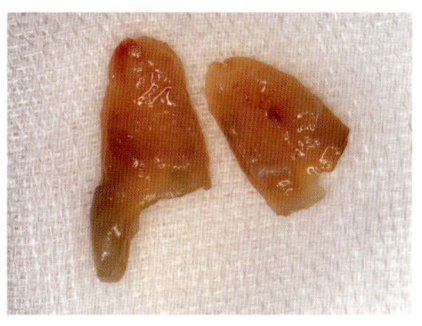

図㉕

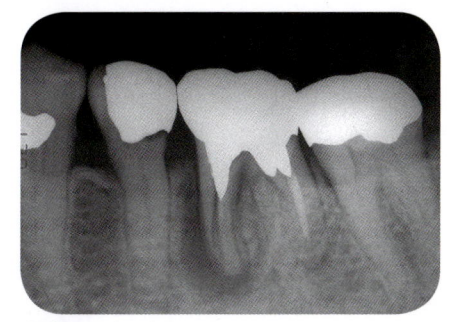

図㉖
図㉖㉗　び漫型

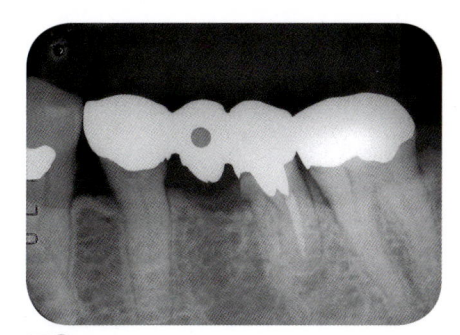

図㉗

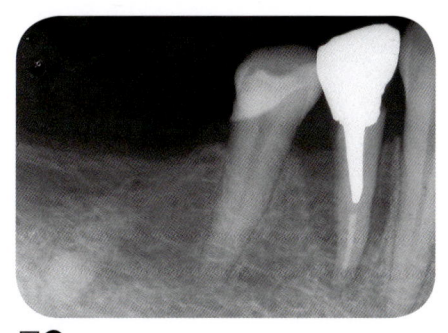

図㉘
図㉘㉙　び漫型

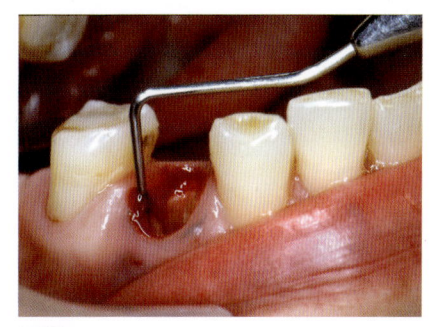

図㉙

⑧び漫型（図⓬ h）：さらに、図㉖に示すように歯周組織の破壊が進んだ状態で、破折歯の口腔外接着をして再植を考えるとき、母床の状態はもっとも悪いと考える。すなわち再植の適応症にはならない。骨の破壊状態よりび漫型と呼んでいる（図㉗）。

図㉘㉙の抜去歯は汚染が著しく整復固定・再植は不可能、母床の状態もよくない。

垂直破折歯根の保存処置か抜歯なのかを判断するうえで必要となる表❻は、その診査項目を列挙したものである。すなわち破折歯の履歴で重要なことは、破折歯の部位、失活歯か生活歯、根充状態・築造体について、修復物の種類、咬合様式、ファセットの状態、保存した場合の補綴処置（歯冠形態回復でよいのか、局部義歯の鉤歯になるのか、ブリッジの支台になるのか）との補綴関連などが重要な保存処置決定因子になる。

表❻

保存か抜歯かの診断基準
▪ 亀裂か破折か
▪ 新鮮か陳旧か
▪ 保存か抜歯か非抜歯か
▪ 口腔内か口腔外か
予後は……

歯根破折の臨床

Ⅳ 失活歯のトラブルに接着を活かす

ここでは穿孔歯、歯根破折および残存歯質が極端に少ない症例に対して、SBを応用し、歯の保存に効果をあげている例を紹介したい。

抜歯から保存へ

　失活歯のトラブルでは、抜歯の適応症となる場合が多く、なかなか保存することが難しいと考えられてきた。穿孔歯はう蝕が進行した場合にも生ずるが、ほとんどは術者が偶発的に引き起こしてしまったものである。この場合、なんとか保存できないものかと考えるのは、臨床家として当然の心理である。

　一方、歯根破折においては、垂直的歯根破折が多く目につくが、近年、抜かない歯科治療が増えてきて、とくに残存歯質の強度的限界を超えた歯冠修復がなされる傾向があり、その結果、破折というトラブルが起きているように思われる。このような現状にあって、破折歯根の保存や、歯根破折の予防にSBを支台築造から応用することは、臨床的に有効な手段と考える。

case 1　穿孔した髄床底の封鎖

　上顎第2大臼歯の遠心頬側根管の根管形成時に、髄床底を偶発的に穿孔した症例である。このように髄床底部に穿孔を起こした場合は、髄床底の穿孔部を接着アマルガム等で封鎖し、経過観察したのち支台築造に移行する方法と、止血後、鋳造体をSBを使ってそのまま接着する、いわゆる直接封鎖法によって対応する。図❶❷は直接封鎖法によるものである。これまでのアマルガム充填や、接着性の低いレジン充填、金箔充填に比べ予後はかなりよい。水酸化カルシウム製剤を封鎖に用いた方法があるが、穿孔部位によっては薬剤の流出が起こるので応用には留意する。

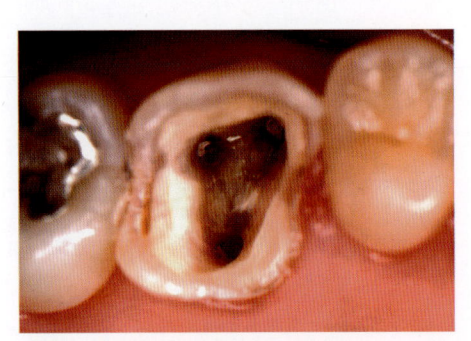

図❶　遠心頬側根管の根管形成時
図❷　髄床底の封鎖
図❶❷　直接封鎖法による穿孔した髄床底の封鎖

case 2　残存歯質が薄い場合の接着支台築造

　盃状根・鞘状根は残存歯質が非常に少なく、非薄な歯質で形成された歯根で、毛髪様亀裂歯とともに破折予備群として取り扱う。接着性レジンを活かした接着支台築造法により、これまで保存不可能であった破折予備群の多くの歯根が保存可能になった。接着支台築造とは、支台築造に歯質への接着性をもつ接着性レジンを用いて、支台築造材（金属・レジンなど）と歯質の一体化を狙った支台築造法といえる。

　図❸❹は盃状根の保存症例である。接着性レジンの応用によりこのような非薄な歯質においても長期保存できるようになった。従来のセメントでは、支台築造からの脱離を多く経験する症例である。

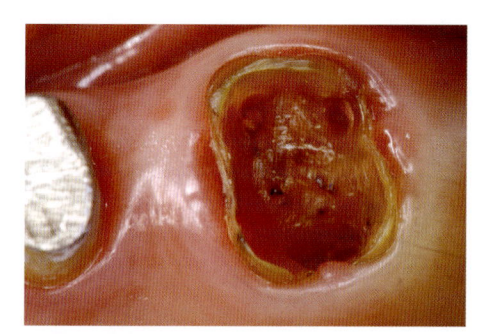

図❸　盃状根

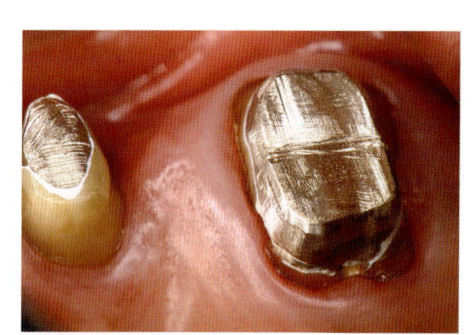

図❹　接着性レジンを活かした接着支台築造

case 3　毛髪様亀裂歯根

　図❺〜❾は毛髪様亀裂歯の保存症例で10年経過まで確認しているが、その後の経過は不明である。もし保存できていれば25年の経過となるが、筆者の勤務医時代の症例のため現在の状況はわからない。従来のセメントであれば、数年で歯根破折を惹起してくると思われる。

　日常臨床では、亀裂については自覚症状がないため、結構見逃してきているのかもしれないが、支台築造の重要性を考えると、このときの接着性レジンの応用でどれだけの破折を未然に防げるかは計り知れない。髄腔内の精査は、破折予防の第一歩と考える。

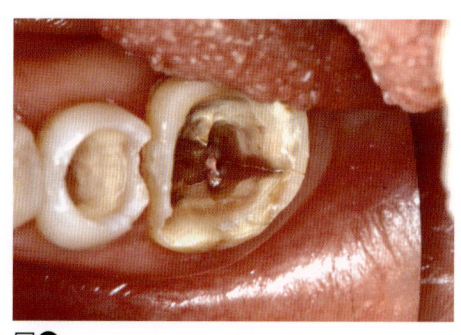

図❺

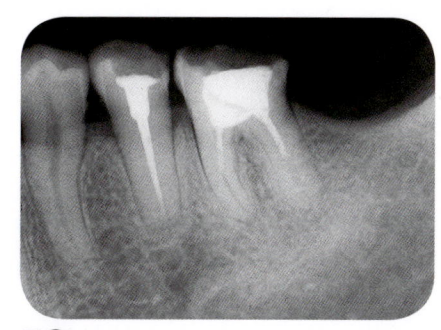

図❻

図❺❻　毛髪様亀裂歯根

接着臨床による歯根破折からの生還　19

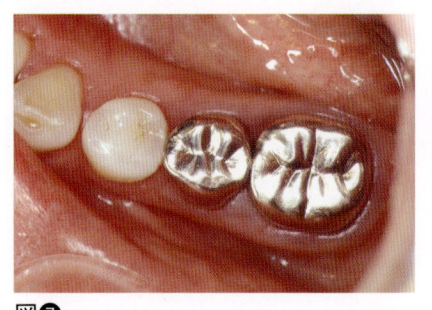

図❼

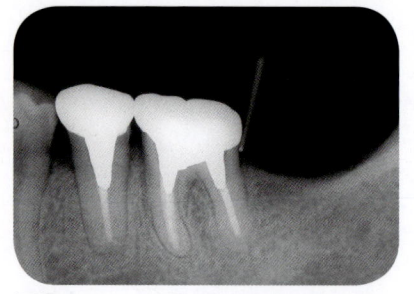

図❽

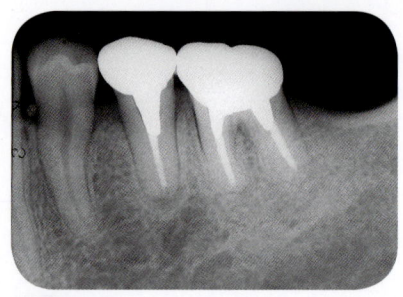

図❾

　これらの破折予備群では、接着支台築造法（口腔内接着法）が、歯質との一体化を図るうえで必要不可欠といえる。接着支台築造法は、眞坂先生により考案された。被接着面が薄い象牙質と金属・レジンであるため、SBを第一選択材料にしている。これは象牙質への他に類を見ない接着強さと、歯周組織（歯根膜・歯肉）への優れた親和性が選択理由である。

case 4　新鮮破折歯根

　患者は44歳、男性。「7の強い冷水痛を主訴に来院したが、臨床的にう蝕はみられず、X線的にも隣接面にう蝕像は認められなかった（図❿⓫）。隣在歯についても診査を尽くしたが、異常は認められなかった。そこで、隅角部歯頸部に切痕を入れ、0.25mmワイヤーを二重に用いて結紮固定した（図⓬）。抜髄・根管充填後、接着支台築造を行い、修復処置に移った。破折線は髄床底まで及んでいた。咬合圧によるトラブル防止のためグラスアイオノマーにて二重仮封した（図⓭⓮）。

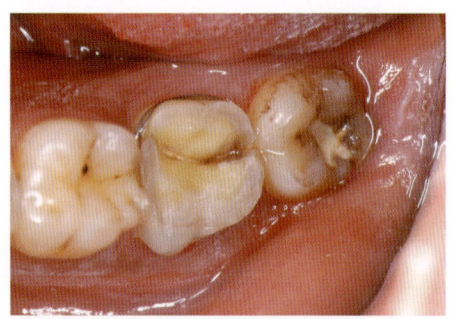

図❿　「7に強い冷水痛を訴えた

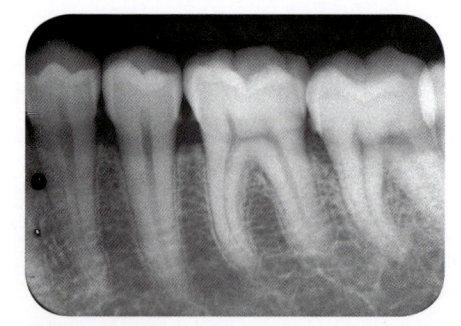

図⓫　隣接面にう蝕は認められない

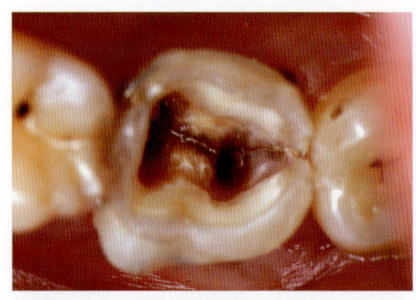

図⓬　隅角部歯頸部に切痕を入れ、0.25mmワイヤーを二重に用いて結紮固定した

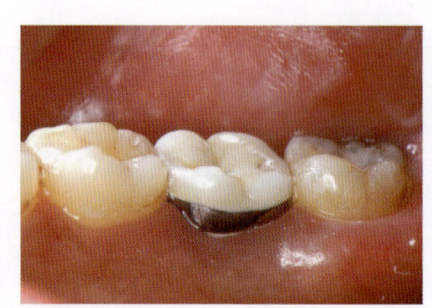

図⓭　修復後

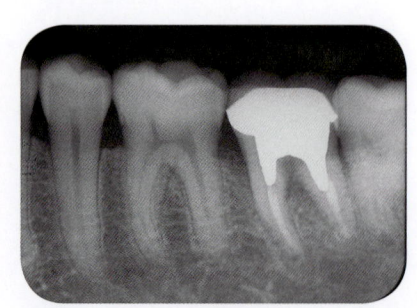

図⓮　修復後のX線写真

case 5　破折歯根の接着再植法

　患者は45歳、男性。「5の感染根管治療を繰り返していたが、咬合疼痛、根管内出血が止まらず、慎重に診査すると、歯頸部1/3に水平破折と垂直的な破折を認めた（図❶❷）。丁寧に抜歯したのち口腔外でSBを用いて整復・固定し、再植の手順に従い母床に戻した（図❸～❺）。2週間の固定後、暫間被覆冠を装着して経過観察してきた。3年6ヵ月の時点で著明な骨吸収、歯根吸収は認められない（図❻❼）。

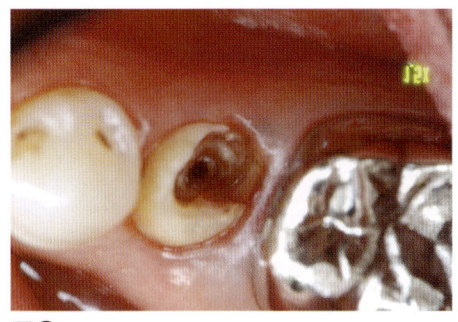

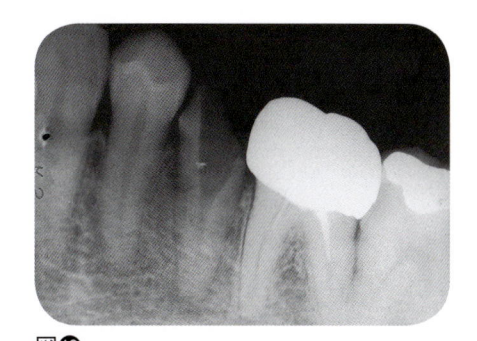

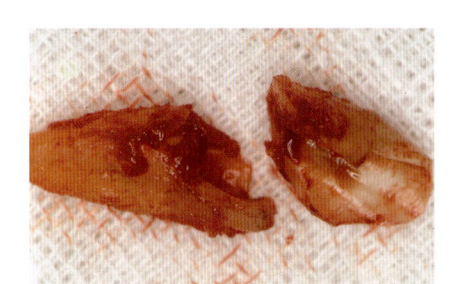

図❶

図❷

図❸　抜歯

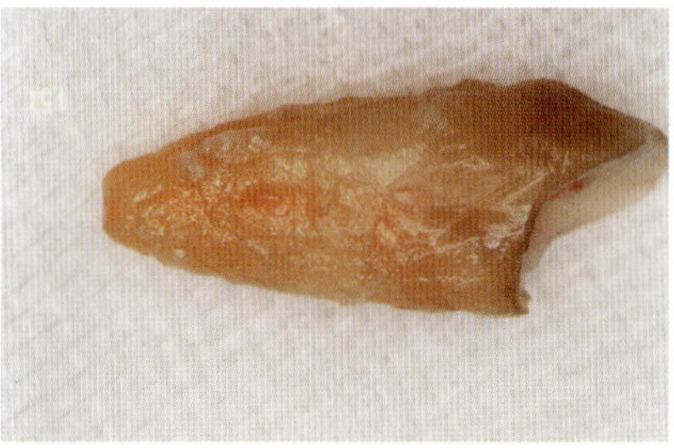

図❹　SBを用いて整復・固定

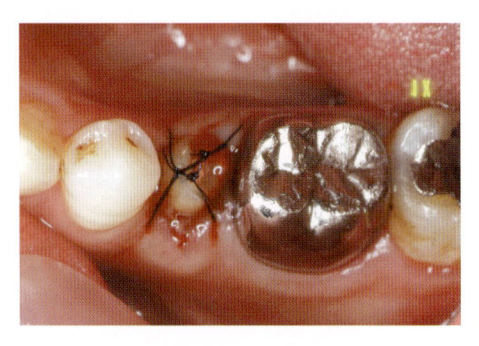

図❺　再植の手順に従い母床に戻す

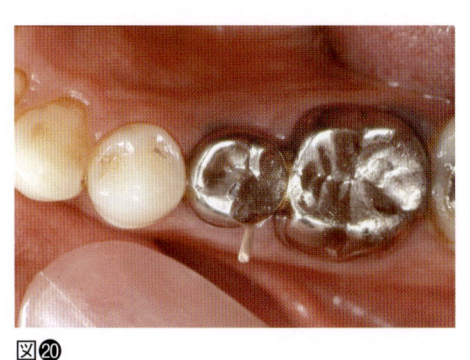

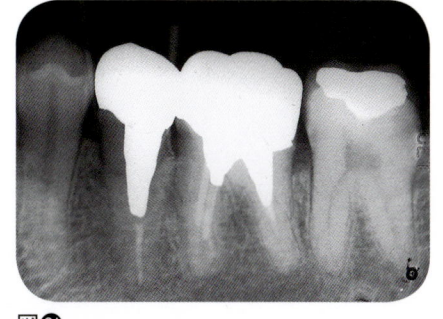

図❻

図❼

図❻❼　3年6ヵ月後。著明な骨吸収、歯根吸収は認められない

case 6　SBの歯周組織親和性を確信するに至った症例

図❷は、歯冠と歯根にかけて破折した症例である。

これまでであれば、保存処置を考えると破折片を除去して、歯肉縁上に矯正処置により挺出させるか、歯肉を下げるかの処置が必要であった。

図❷❷はフラップ下で、SBによって破折片を整復・固定して、硬化後破折線の余剰レジンを削除、破折線部を研磨した。

図❷は治療後1週間経過時、図❷は3年経過の歯肉状態である。現在も良好に経過している。

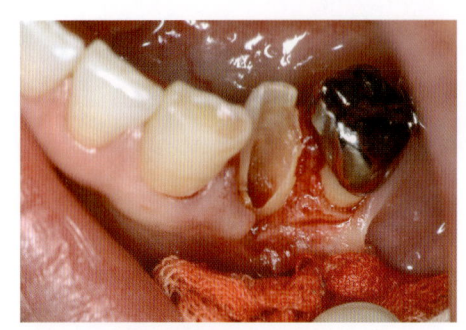

図❷　歯冠と歯根部分を破折

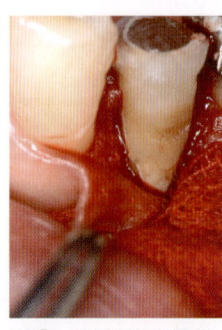

図❷　破折片を整復・固定

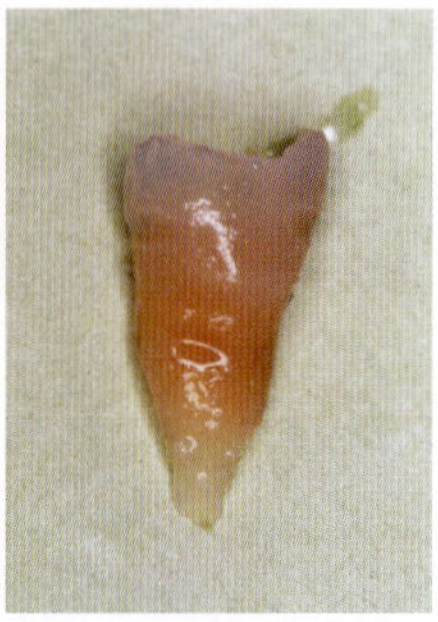

図❷　硬化後、破折線の余剰レジンを削除、破折線部を研磨

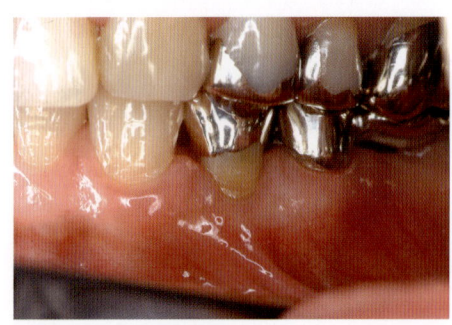

図❷　治療1週間後

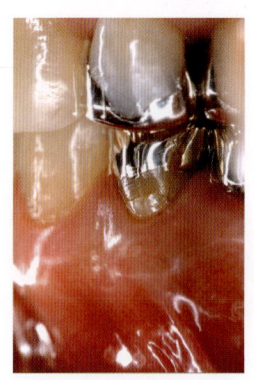

図❷　3年後

Ⅳ　失活歯のトラブルに接着を活かす

COLUMN
私の臨床を変えた「スーパーボンド」

　歯科接着用レジンセメントであるサンメディカル社のスーパーボンドは、1982年に「オルソマイト スーパーボンド」という名称で発売され、30年を経過している。この間スーパーボンドは、硬化時間を短縮したクイックモノマー液の追加や筆積み法、混和法に特化した専用ポリマー粉末の追加など、操作性の改良がなされてきた。"進化し続けるレジンセメント"と言われる所以であろう。

　歯質への優れた接着性と、アクリル系レジン特有のフレキシブルで粘り強い硬化体特性から、修復物の装着をはじめ、矯正治療時のブラケットの接着や、歯周病治療時の動揺歯の暫間固定、外傷治療時の破折歯の接着など、日常臨床で用いるケースは多い。「スーパーボンドシリーズ」として、セットをはじめ、単品でも製品を購入できるので、自分の臨床スタイルに合わせて揃えていくとよいだろう。

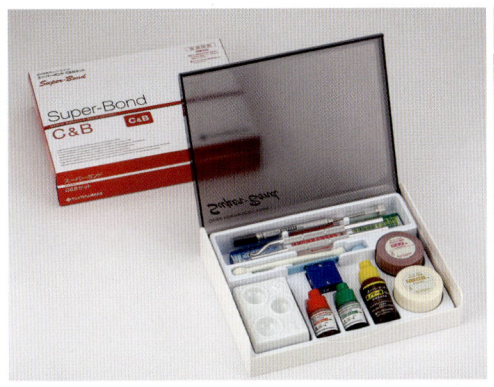

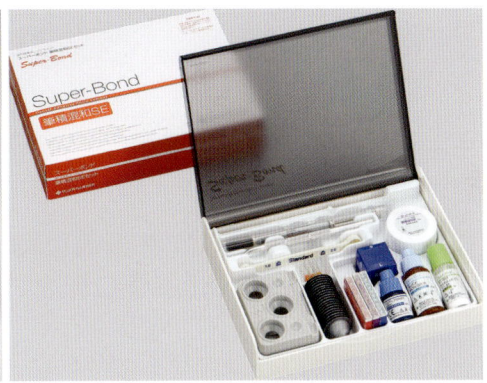

◆ スーパーボンドの重合特性

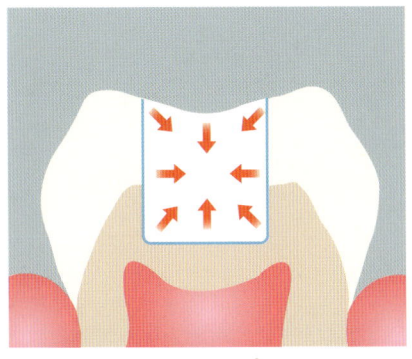

◆ 一般的な化学重合レジンの場合 ◆

水や空気のないレジン中心部から重合が進むので、窩壁部がもっとも遅く硬化する。そのため、歯質との間にギャップができやすくなる。また、水や空気と触れている部分は未重合層として残りやすい傾向にある。

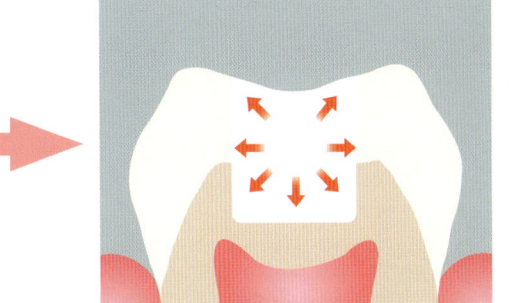

◆ スーパーボンドの場合 ◆

水や空気と接触する界面から重合触媒「TBB」が分解して硬化が開始される。窩壁部から重合するので高い接着性と封鎖性が得られ、二次う蝕の予防も期待できる。また、未反応モノマーがきわめて少ないのも特徴の1つである。

(サンメディカルパンフレット「Super-Bond」より引用)

歯根破折の臨床

V 陳旧性垂直歯根破折の臨床対応

講演会の質疑でもっとも多い項目である。いくら素晴らしい理論でも技術的な配慮なしに良好な結果は決して得ることはできないだろう。ここでは陳旧性で、しかも保存処置にチャレンジした症例を紹介する。

術前処置

術前処置が予後に影響を及ぼす、ということは、どの治療においても同様である。

術前処置には、①消炎処置、②歯周初期治療、③歯冠結紮固定法、④咬合改善、⑤前投薬がある（表❶）。何が重要か、という優先順位はないが、術前処置が遅くなるにつれ、予後に悪影響を及ぼす。

②の歯周初期治療と、⑤の前投薬は他の成書に譲るとして、本項では消炎処置と歯冠結紮固定法と咬合改善について解説する。

[消炎処置]

消炎処置は、根管消毒薬、酸化電位水、ADゲル等を用いて行う。SBとコンポジットレジンタイプとでは大きく異なる。SBを用いた場合、ADゲル、酸化電位水（図❶）の使用効果はあまり期待できない。また、次亜塩素酸ナトリウム、H_2O_2、ホルマリン、クレゾール系消毒薬の使用時には留意点がある。

表❶　術前処置の手順

術前処置	
①消炎処置 ・根管消毒薬 ・酸化電位水 ・ADゲル	③歯冠結紮固定法 ・結紮線 φ0.25mm ・矯正用バンド
	④咬合改善
②歯周初期治療	⑤前投薬

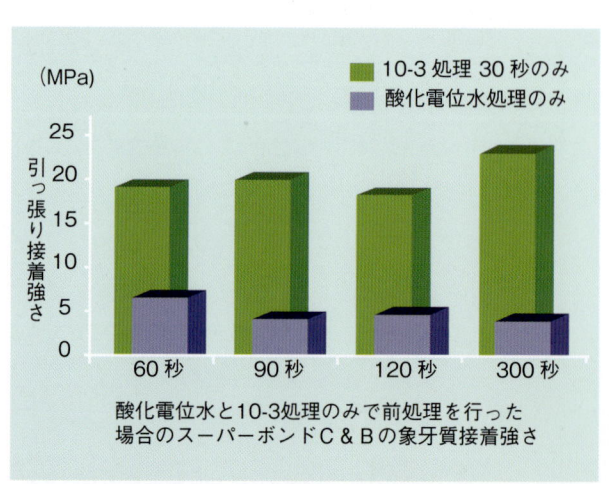

図❶　酸化電位水と10-3処理*⁾の比較
＊）10-3処理（10％クエン酸、3％塩化第二鉄の混合溶液の略）

酸化電位水と10-3処理のみで前処理を行った場合のスーパーボンドC＆Bの象牙質接着強さ

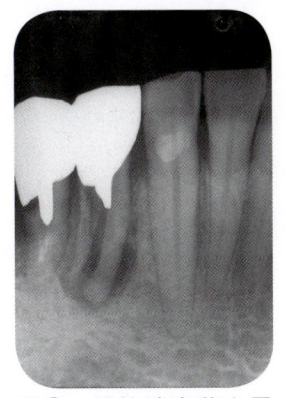

図❷ 根管消毒薬を用いて術前処置を行った

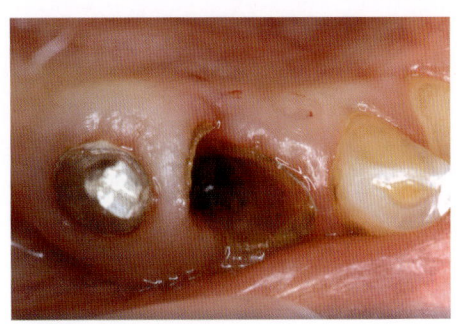

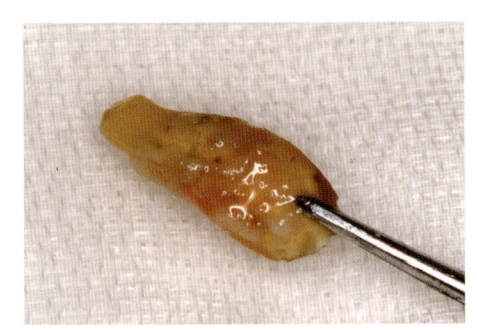

図❸ 口腔内の状態

図❹ 整復し、固定する

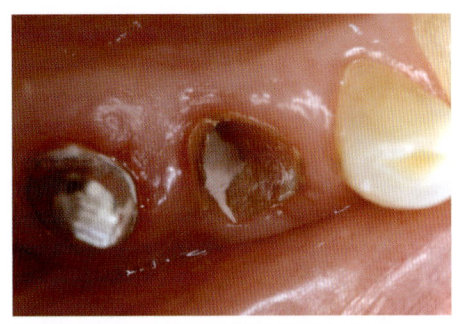

図❺ 再植のための術前処置を行う

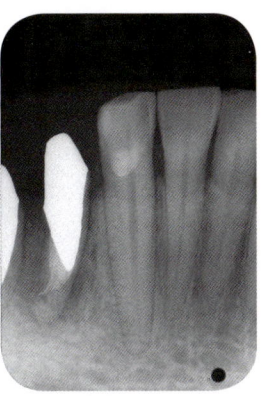

図❻ 接着支台築造後のX線画像

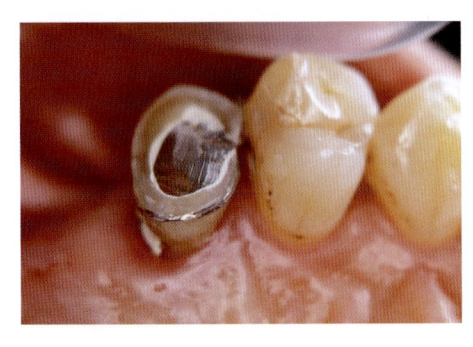

図❼ 術前処置：歯冠結紮固定法を行う。根尖部が離開しないよう慎重に結紮する。矯正用バンドを用いる場合もある

　図❷❸のように、のちに再植処置を予定している場合には、効果のある消炎処置を選択し、再植処置時に消毒薬の影響を最小限に抑える方法を用いることにしている。この症例では、短期間（1週間）FGを用いて根管内消毒、歯周組織消炎処置を行った。

[歯冠結紮固定法]
　図❹は整復・固定したところである。歯冠部の崩壊が著しい場合には、歯冠結紮固定法ができないので、図❺のように再植処置を早期に行うこともある。この再植処置では、根管内インスツルメントを用いて徹底的に清掃・研磨してFGの影響がないようにして、SBを用いて根充・整復・固定を行う。SB硬化後、余剰レジンを取り除き、再植に移る。
　図❻は再植後、金属で接着支台築造を行ったところである。歯槽骨の状態も安定してきた。しかし通常は、図❼に示すように歯冠結紮固定法（0.25mmの矯正ワイヤー）にて、破折部が離開しないように、結紮固定する。これにより根管処置の治療効果が向上して、母床の改善にもつながる。グラスアイオノマーセメントを仮封材に用いることも重要になる。また、歯周組織の初期治療にも効果がある。

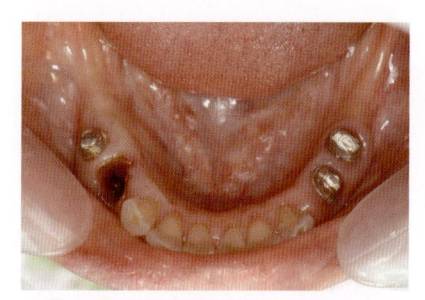

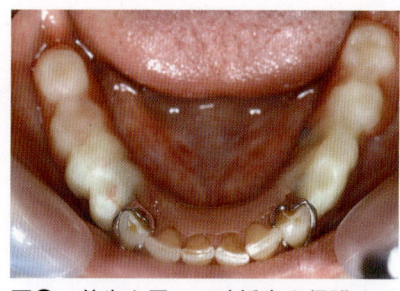

図❽　咬合を改善するべく咬合保全を行う　　図❾　義歯を用いて破折歯を保護する　　図❿　正面観

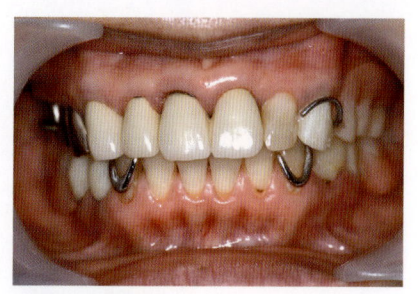

[咬合改善・前投薬]

　図❽～❿は咬合保全について示している。欠損歯数が多い場合には義歯などを工夫して破折歯を保護する方法を考える。前投薬については、再植処置前に投薬を行う方法であるが、近年の抗菌薬の薬効や薬理作用があるので行っていない。

再植処置

　再植を行う際には、再植歯と母床の状態をよく把握しておかなければならない（表❷）。

[再植歯の状態と処置]

　再植歯の抜去は、歯根膜と母床組織をなるべく傷つけないように細心の注意を払う。浸麻の影響によっては、母床に血液が少ない貧血状態を招くことがあるため注意する（図⓫）。図⓬の抜去歯は肉芽組織を取り除き乾燥させないよう生理食塩水に浸しておく。その間、母床の肉芽組織の掻爬を行い、母床の状態を確認する。3壁の歯槽骨が残っていると予後はよい。移植と違って、再植では母床での安定性が成否を分ける。図⓭は外側の肉芽組織を除去したところ。図⓮は、根管内清掃のため、ヘーベルで完全破折させたのち根管清掃と根管内の被着面処理に移る。

表❷　再植処置の内容

再植処置
①再植歯の状態と処置 　▪麻酔 　▪再植歯の抜去 　▪根面処理 　▪口腔外接着 　▪根管充塡（逆根充） ②母床の状態と処置 　▪骨吸収状態 　▪回転再植について 　▪再再植について ③投薬について 　▪術前投与 　▪術中投与 　▪術後投与

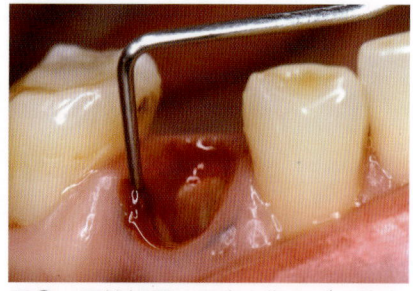

図⓫　再植処置：母床を傷めずに抜歯

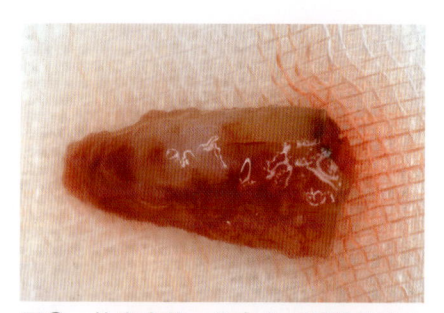

図⓬　抜歯直後、生食水で湿潤状態を保ちながら20分以内に再植する

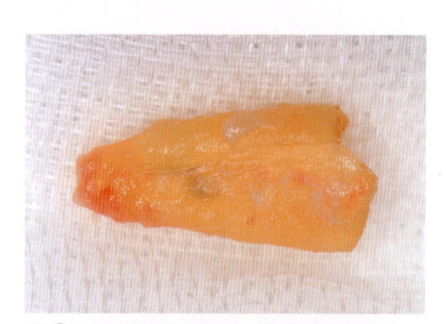

図⓭　肉芽を処理後、感染根管処置、SM根充、整復・固定を行う

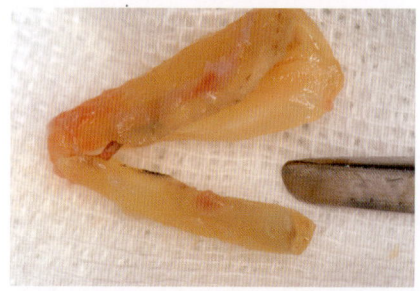

図⓮　完全に破折させて、根管内を清掃する。ヘーベルで回転させると破折する

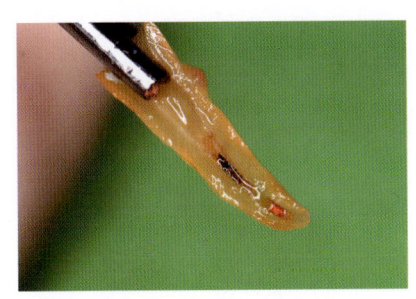

V 陳旧性垂直歯根破折の臨床応用

図⓯ 根尖部の汚物、根充材は取り除く

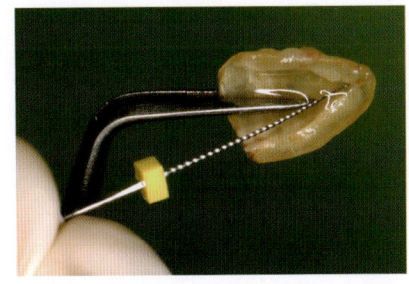

図⓰ ダイヤモンドピンセットで把持して根管清掃を行う

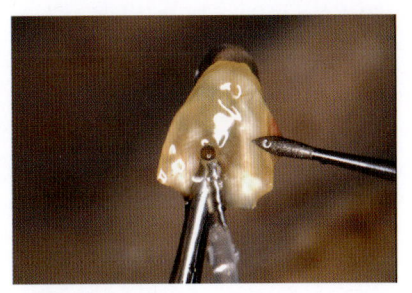

図⓱ SFのダイヤモンドバーにて歯面清掃を行う

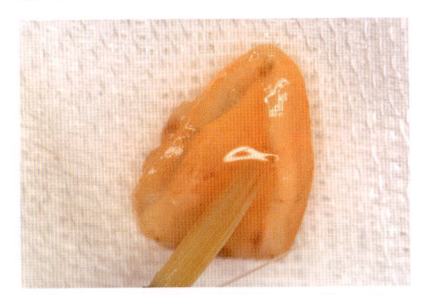

図⓲ 10-3処理、水洗を2回繰り返す

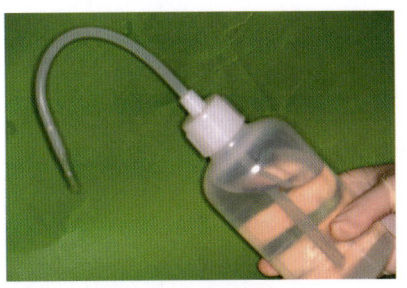

図⓳ 水洗は生食水を用いる

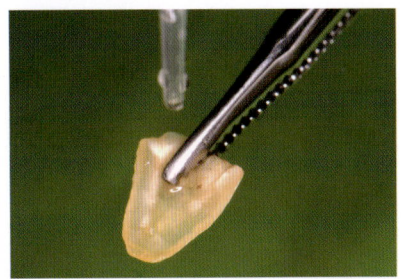

図⓴ 生食水にて洗浄中。破折片は生食水にて保存

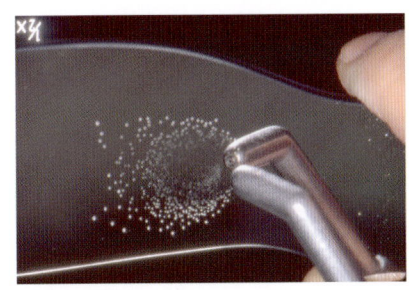

図㉑ 乾燥には3Wayシリンジの水滴を確認して行う

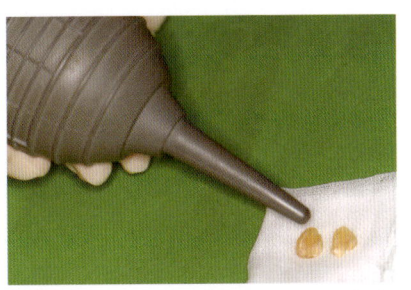

図㉒ ブローエアの乾燥もよい方法

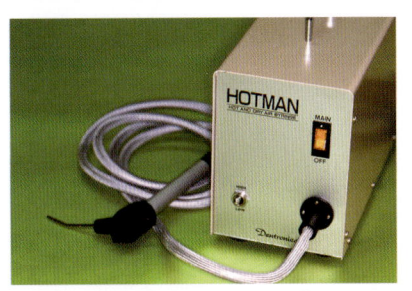

図㉓ HOTMANは水分を含まない温風乾燥器である

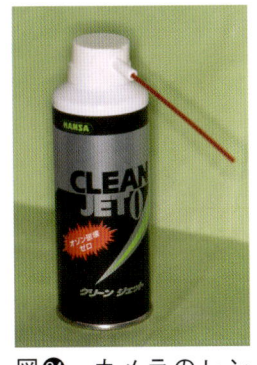

図㉔ カメラのレンズクリーナー。乾燥時は破折片を飛ばさないよう注意する

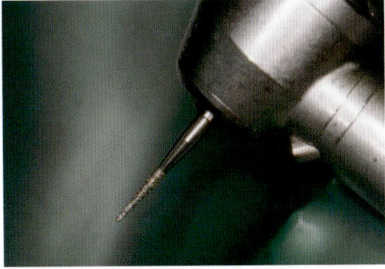

図㉕ タービンを歯面清掃、研磨に用いる場合、油成分の飛散に注意

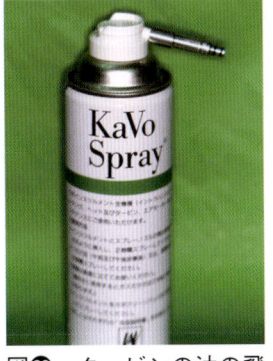

図㉖ タービンの油の飛散を防止するため生食水を滴下しながら、無注水、エアなしで使用する

　汚物、根管内肉芽を取り除く（図⓯〜⓱）。
　根管内清掃を繰り返して行う。
　図⓲は被着面処理の10-3処理（10％クエン酸、3％塩化第二鉄の溶液の略）を行っているところで、水洗、乾燥がポイントとなる。図⓳〜㉖は水洗、乾燥に用いるインスツルメントである。

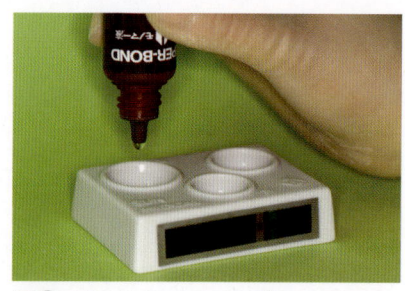

図㉗　SBのモノマー4滴

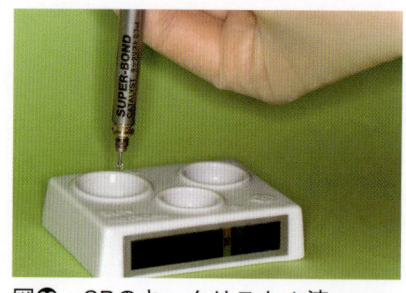

図㉘　SBのキャタリスト1滴

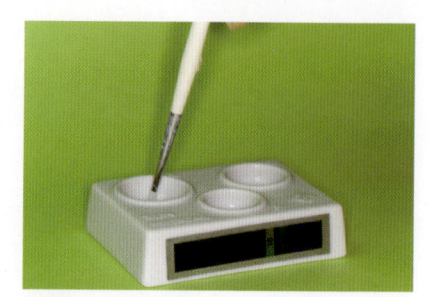

図㉙　よく攪拌して活性化レジンを作る

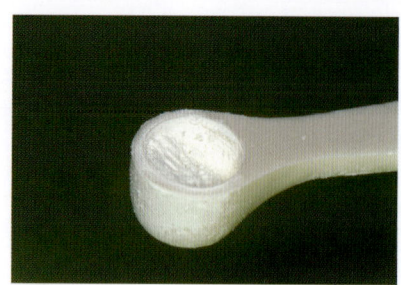

図㉚　活性化レジンを被着体に塗布後、ポリマーを混ぜて攪拌する

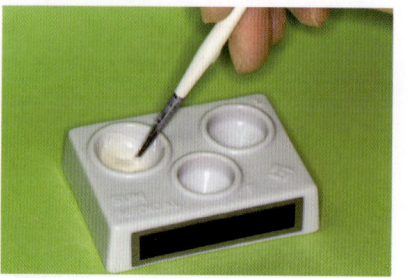

図㉛　SBを筆にてそれぞれの被着体に塗布する

図㉜　SBの被着体塗布

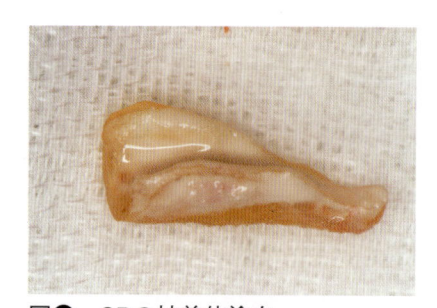

図㉝　SBの被着体塗布

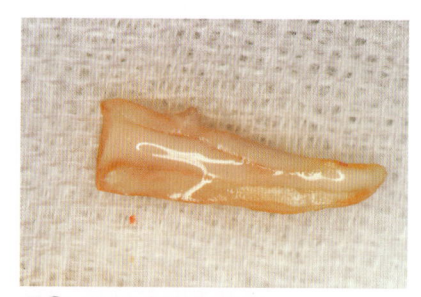

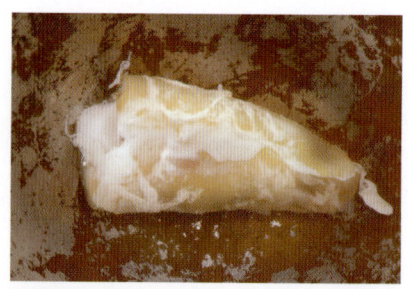

図㉞　余剰にレジンを残したまま、整復・固定し、生食水中にて初期硬化を待つ

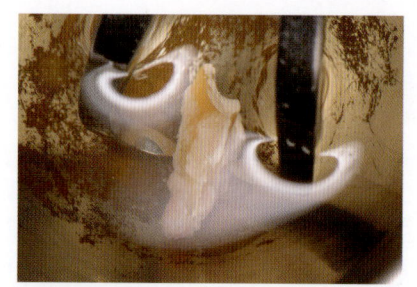

図㉟　整復・固定には付属のクランプを用いると便利であるが、力を入れすぎないように注意する

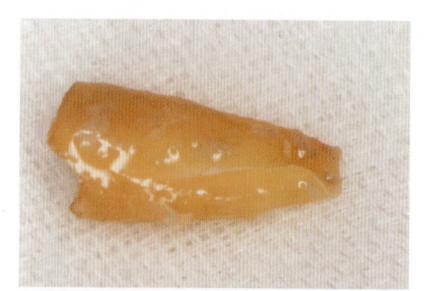

図㊱　余剰レジンを取り除き再植準備完了。根充と口腔外接着を一体化した

　図㉗～㊱にSBの取り扱いと、接着による破折片の整復・固定の方法を示す。
　この破折歯片の処置には、眞坂信夫先生が考案された器材を用いている。図㊲～㊹にその破折歯救済キットと、使い方を示す。

V 陳旧性垂直歯根破折の臨床応用

図㊲　眞坂式破折歯救済キット（テクニカ；TEL 03-5375-0605）

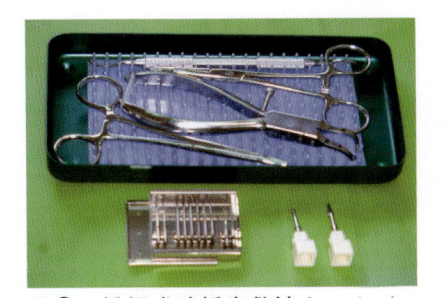

図㊳

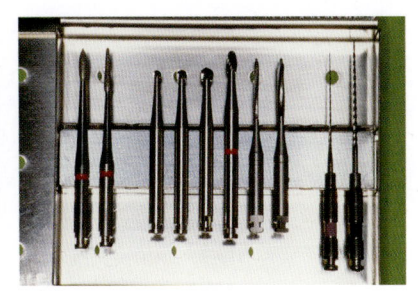

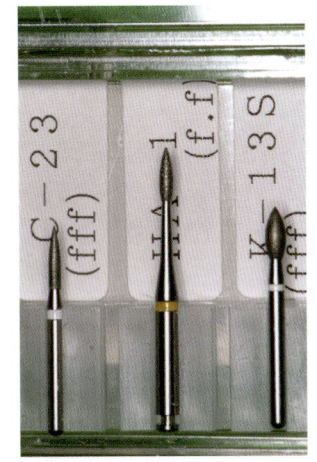

図㊴

図㊵

表❸

ダイヤモンドポイント	ツボミ	1.4
ダイヤモンドポイント	フィッシャー	1.2
カーバイドバー	ラウンド	1.4
カーバイドバー	ラウンド	1.8
カーバイドバー	ラウンド	2.3
カーバイドバー	ツボミ	2.3
ピーソーリーマー	＃00	
ピーソーリーマー	＃1	
Kリーマー	＃10	
Kリーマー	＃40	

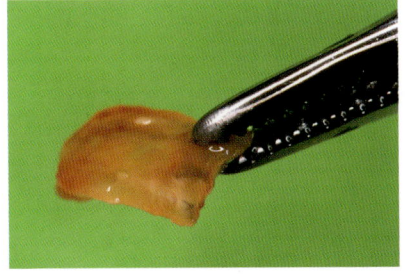

図㊶

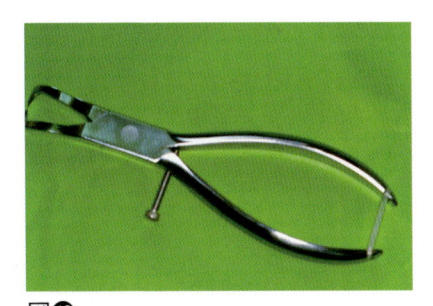

図㊷

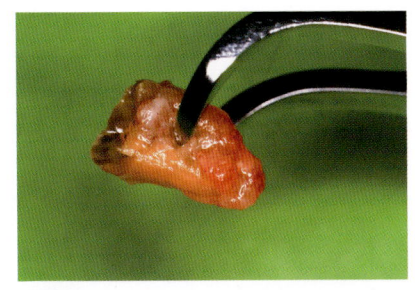

図㊸

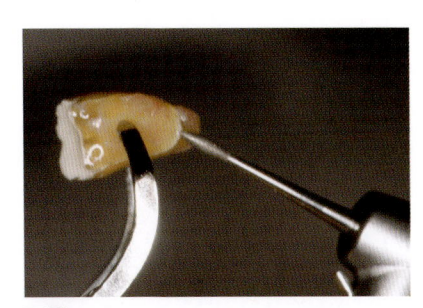

図㊹

接着臨床による歯根破折からの生還　29

図㊺　再植歯は、歯根膜の有無を確認する

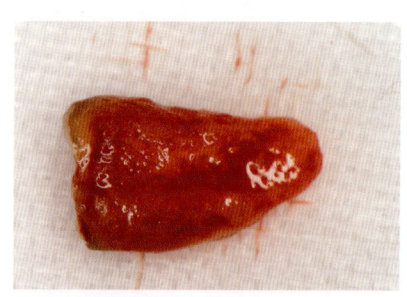

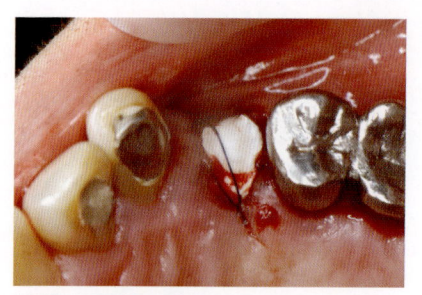

図㊻　母床に戻したところ

[母床の状態と処置]

　母床の状態とどのような処置をとったかは、再植の成否を決定する重要な因子である。抜歯した再植歯は、出血の付き具合より、歯根膜の有無を確認する（図㊺）。血液の付着状態により、歯根膜の存在場所がわかる。整復・固定ができた再植歯は一度母床に戻し、安定度を確認する。図㊻は再植を行ったところ。回転再植や再再植については適応症例がきわめて少ないので解説を割愛する。

[投薬]

　歯科治療における投薬は、術前投与、術中投与、術後投与があるが、再植処置における投薬については、術後投与のみ行っている。術中、投薬をしてまで手術をしなくてはいけない全身状態であれば、再植保存の適応症に含まれないと考えるべきである。

術後管理

　固定期間と方法については、再植後2週間固定している。固定方法は、①結紮糸によるもの（図㊼）、②インプラント法（図㊽）のように、はじめに歯肉縁下に再植して歯肉を調整して接着支台築造する方法、③SBを用いてパック状にして固定する方法（図㊾）がある。

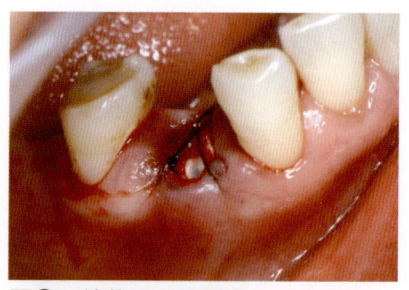

図㊼　結紮による固定

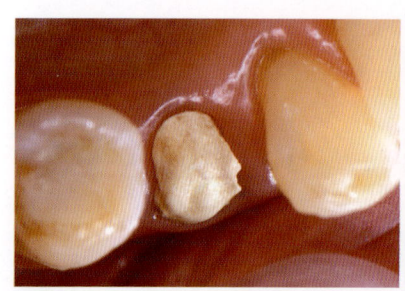

図㊽　インプラント法

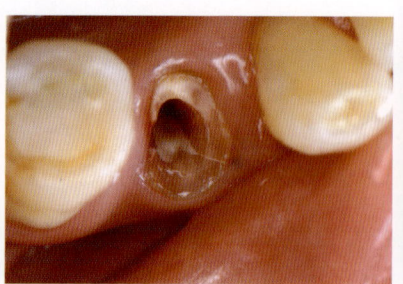

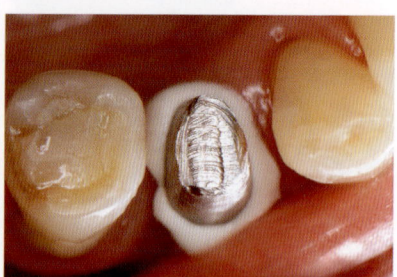

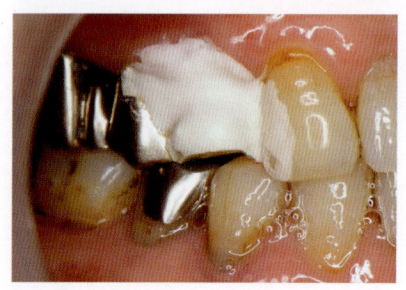

図㊾　パックによる固定法

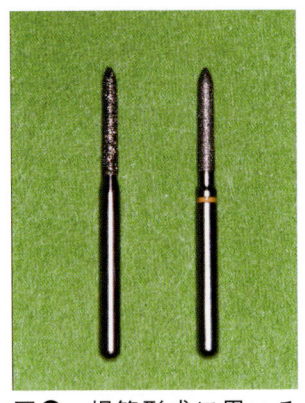

図⑩ 根管形成に用いるダイヤモンドバー

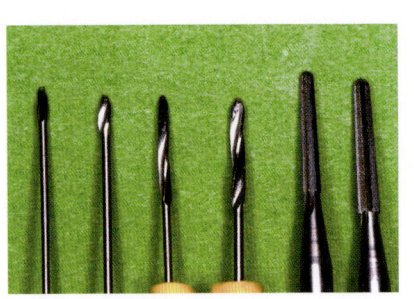

図㊿ 各種根管形成用バーの先を丸く整形して、根管形成時のトラブルを予防している

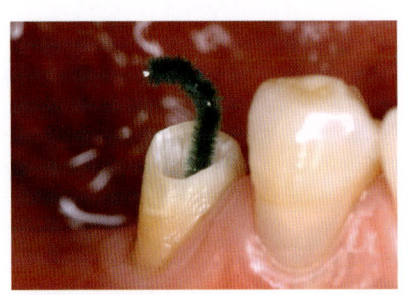

図㊼ 印象時には、モジュールを使用すると、寒天・アルジネート連合印象も可能

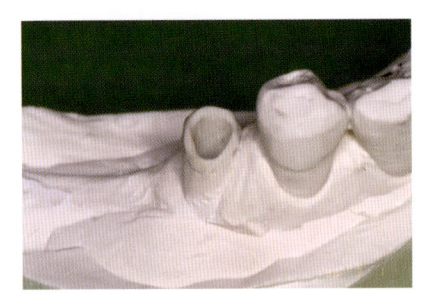

図㊾ 作業用模型の印象

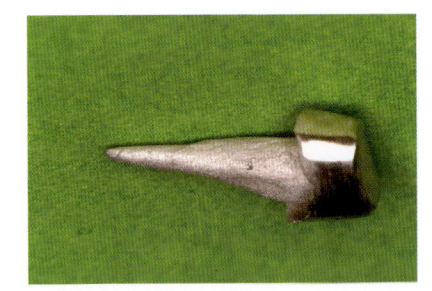

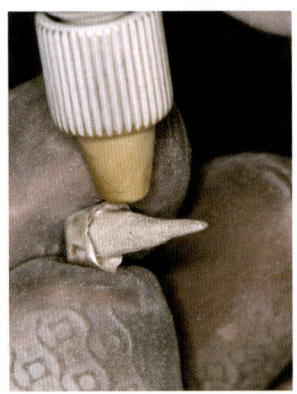

図㊿ 技工操作で完成した接着支台築造装置

図㊿ サンドブラスト処理。50μm、アルミナサンドブラスト使用。5気圧で被着面が均一に白濁するまで行う

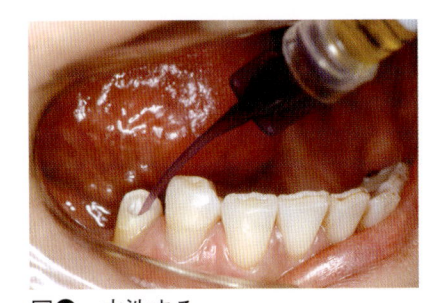

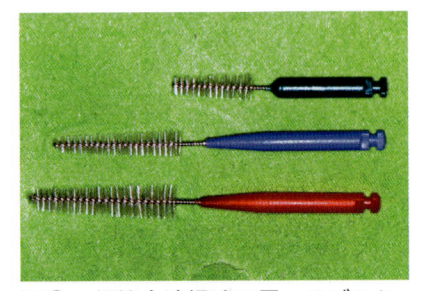

図㊿ 水洗する

図㊿ 根管内清掃時に用いるブラシ

固定後2週間でTEKを装着していく。

接着支台築造は、現在、後述する i-TFC システムを用いている。このため、従来の根管形成や支台築造法は金属使用とは異なってくる。

次に、金属による接着支台築造法と、接着支台築造装置の植立法について、作製方法と留意点を紹介する。

[接着支台築造の植立・術式上の留意事項]

①根管形成（図㊿～㊼）

②印象（図㊾）

③接着支台築造の作製（技工操作：図㊿）

④接着支台築造の被着面処理（サンドブラスト処理：図㊿）

⑤根管内を水洗（図㊿）

⑥根管内ブラシ（図㊿）にて機械的清掃

接着臨床による歯根破折からの生還　31

表❹

次亜塩素酸ナトリウム（NaClO）処理の影響 象牙質接着性			
10% NaClO 処理時間 秒	引張接着強さ MPa	ADゲル処理時間 秒	引張接着強さ MPa
0	17	0	16
15	16	15	5
30	13	30	2※
60	6		※脱落も有り

（サンメディカル社研究データより）

表❺

交互洗浄における H_2O_2 の処理時間が 接着強さに与える影響	
H_2O_2 処理時間 秒	引張接着強さ MPa
0	15
20	16
30	15
60	8※

表❻

アスコルビン酸水溶液（10wt%）の作製方法と使用方法	
作製方法	使用方法
①アスコルビン酸粉末をスーパーボンド付属の計量スプーン大カップすりきり1杯計量する	①接着歯面をNaClOで処理する
②粉末を広口瓶に入れる	②アスコルビン酸水溶液を綿球などに含ませて塗布する　a：ADゲル（クラレ社製）の場合　処理時間×1/2　b：その他の次亜塩素酸水溶液の場合　処理時間×1/3
③瓶の肩口（ねじ切りの下部）まで水を入れる	③エアーで乾燥させる
④ふたをしっかり閉めてよく振る（すべて溶解するまで少々時間がかかる）	④通常のスーパーボンドの接着操作を行う
⑤作製した水溶液は冷蔵庫に保管する（2週間）。アスコルビン酸粉末は吸湿させなければ長期保存可能	

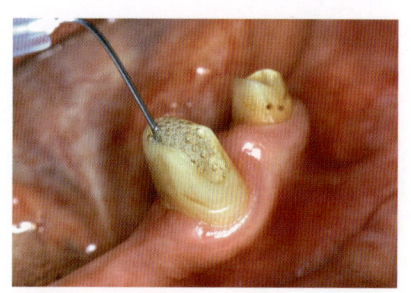

図❺⓼　10-3処理後、重曹にて中和操作する

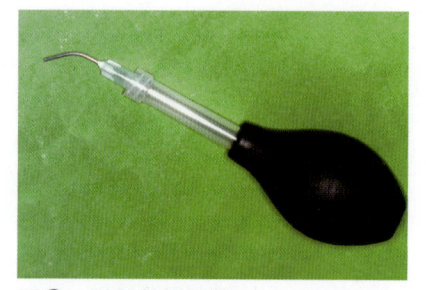

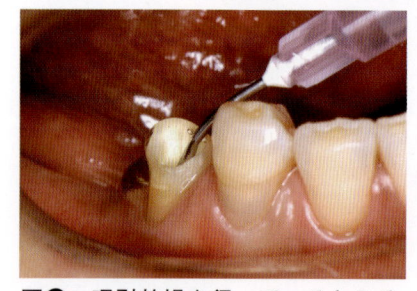

図❺⓽　送風乾燥用具

図❻⓪　吸引乾燥を行っているところ

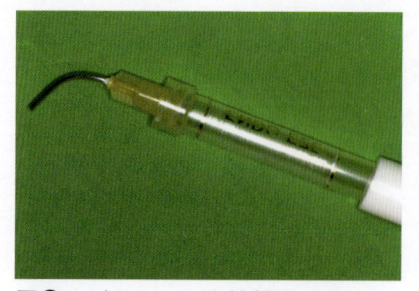

図❻①　バキュームと接続させる

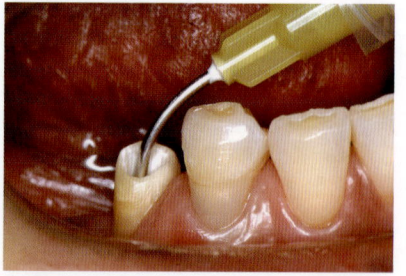

図❻②　バキュームと接続して吸引乾燥を行う

⑦10-3処理（図❺⓼）

⑧水洗

⑨乾燥（図❺⓽〜❻②）

⑩接着支台築造装置の植立試適

⑪SB活性化レジンの被着面塗布（図❻③）

Ⅴ　陳旧性垂直歯根破折の臨床応用

図㊿　活性化レジンの塗布　　図㊿　活性化レジンの塗布

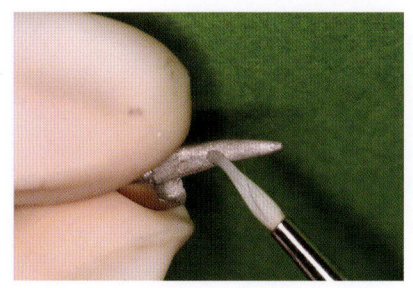

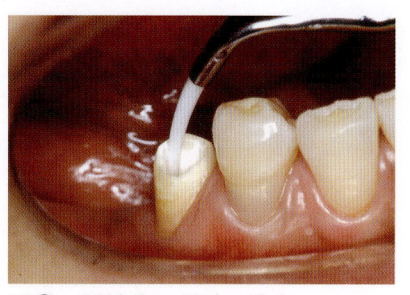

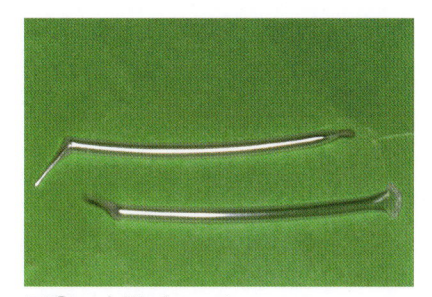

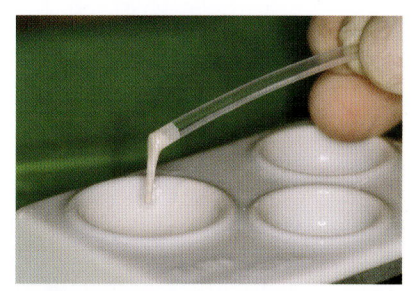

図㊿　小型ピペット　　図㊿　根管内にレジン挿入のときに使用

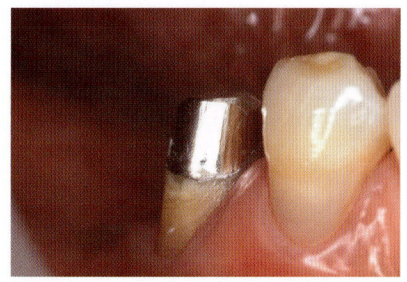

図㊿　接着支台築造体装着時　　図㊿　同、X線写真

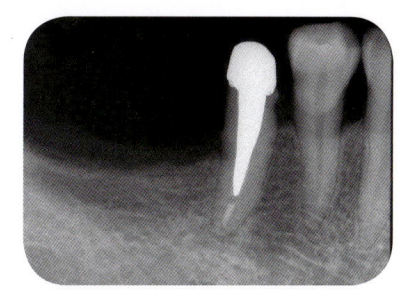

⑫ SB活性化レジンの根管内塗布（図㊿）
⑬接着支台築造装置の植立（図㊿〜㊿）

［予後について］

　再植歯の予後に影響する要因と吸収への対応、ならびに歯根破折症例のデータを、次頁の表❼❽に示す。

　移植歯や再植歯の歯根の外吸収は、surface resorption（表面吸収）、inflammatory resorption（炎症性吸収）、replacement resorption；ankylosis（移植歯吸収；アンキローシス）に分類される（図㊿）。吸収への対応には保存のための積極的な治療としては、根管治療、外科的根管治療があるが、経過観察や抜歯で対応しなければならないときもある。

　吸収に対する予防は、次章で述べる。

表❼

再植歯の予後に影響する要因
1. 物理的損傷
2. 時間
3. 保存法
4. 歯槽窩の取り扱い
5. 固定
6. 咀嚼
7. 動揺 [動揺の原因] 　①正常な治療 　②進行性置換性吸収 　③一時性置換性吸収 　④炎症性吸収
8. 根管治療
吸収への対応
1. 根管治療
2. 外科的根管治療
3. 抜歯または経過観察

表❽

筆者の歯根破折症例の12年間（S61.2〜H10.6）全体で約50症例		
①保存しなかった（できなかった）	5例	10%
②保存したが失敗（3年以内）	5例	10%
③その他40症例は保存できた（3年以上）		

＊保存できなかった症例のうち2例は抜歯に至った（3年以上経過中）
＊H12年の時点で最長14年/最多4〜5年（保存）

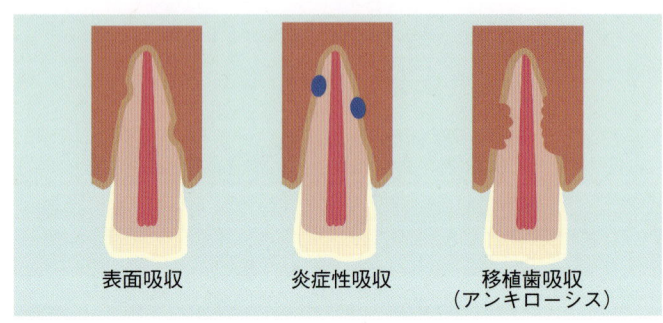

図㉟　移植歯や再植歯の歯根の外吸収
（表面吸収／炎症性吸収／移植歯吸収（アンキローシス））

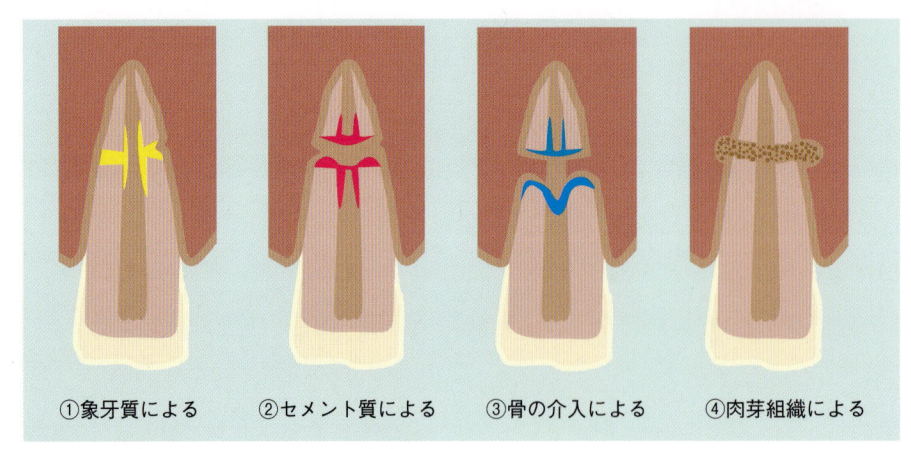

図㊱　歯根破折の4パターンの治癒像
①象牙質による　②セメント質による　③骨の介入による　④肉芽組織による

歯根破折の臨床

VI 歯根破折の予防処置

歯根破折の予防処置としては、咬合（力）のコントロール、支台築造法、メインテナンスがカギとなる。

咬合（力）のコントロール

歯根破折の予防処置は、大きく次の3つに分けられる。
①咬合（力）のコントロール
②メインテナンスに何をなすべきか
③接着支台築造法の応用（i-TFCシステムの活用）

Case 1　いかに咬合のコントロールが重要か

図❶～❿は咬合のコントロールに関する症例である。

患者は50代の写真家で、仕事柄、つねに神経を遣っているようであった。

3～4ヵ月ごとに一度来院しては、いろいろなことを訴えていた。

見た目はとてもきれいな歯列であったが（図❶）、来院時、口蓋根の強度の冷水痛を主訴としていた。

図❷は知覚過敏を疑い、貼薬を行ったところである。知覚過敏は一過性の痛みを呈するが、う蝕や歯冠破折は強い痛みを示すものである。ときどき冷水痛を訴えるが、対症療法にて対応してきた。

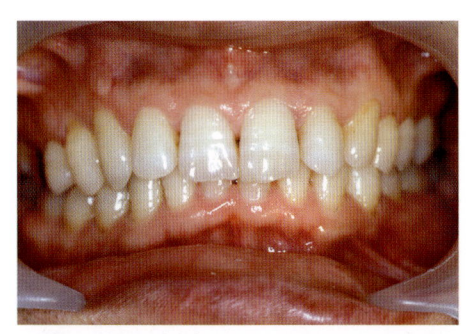

図❶　咬合（力）のコントロールの例。6の冷水痛を主訴として来院

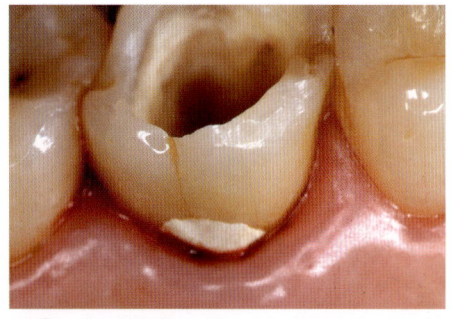

図❷　知覚過敏を疑うが、貼薬では改善せず

診査の結果は口蓋根の亀裂と考えられ、軽減しなかったので、抜髄後ヘミセクションを行った（図❸）。口蓋根は歯髄まで完全に破折していた（図❹）。
　図❺❻は切端部である。咬合異常を認めるファセットを多数認めた。3|3にメタルにて犬歯誘導を行い咬合改善した（図❼）。現在はレジンにて咬合改善を行っている。
　右側側方運動、ならびに左側側方運動を犬歯誘導に移行した（図❽❾）。
　力のコントロールとして、夜間はナイトガードを装着してもらい、歯ぎしり防止にも努めた（図❿）。

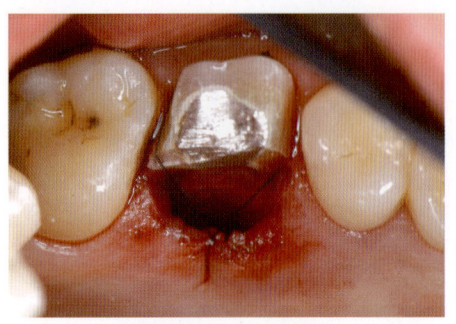

図❸　6|部歯冠破折と診断。ヘミセクションにて口蓋根を抜去した

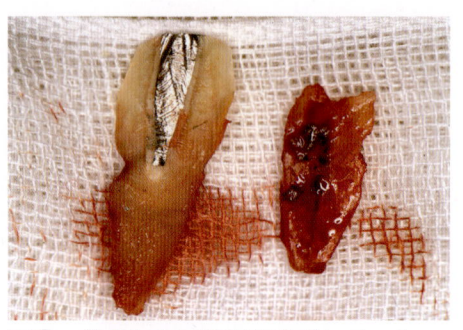

図❹　抜去した口蓋根は破折していた

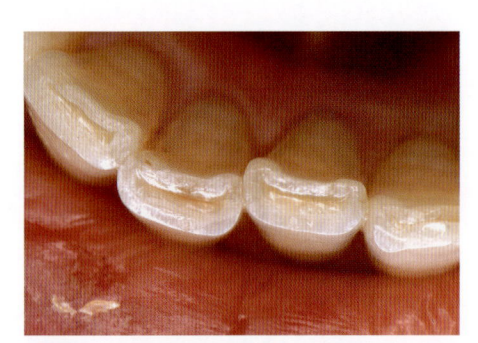

図❺　下顎切端部は咬耗していた

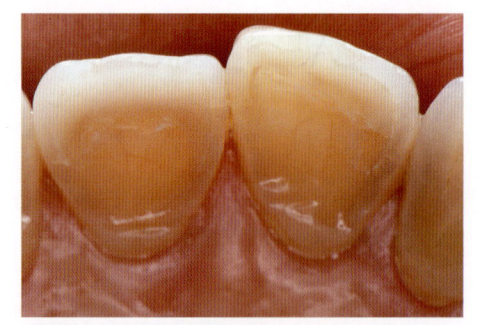

図❻　上顎舌側歯頸部にはファセットが認められた

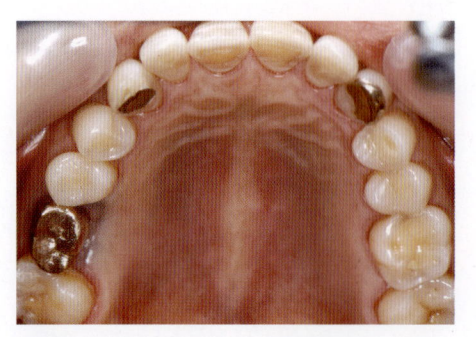

図❼　3|3メタルにて犬歯誘導し、咬合改善した

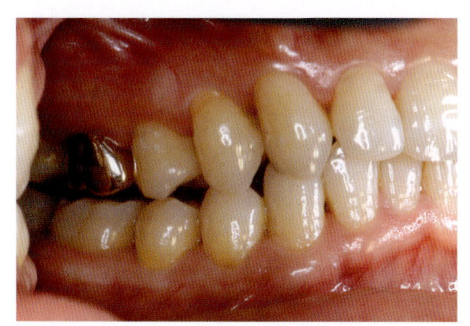

図❽　右側側方運動では犬歯誘導に移行した

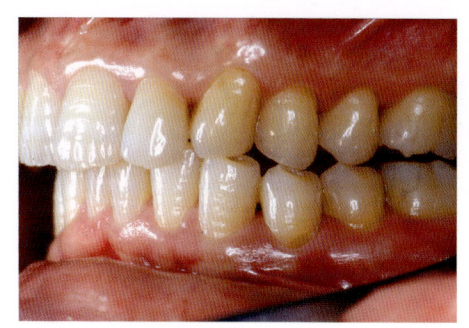

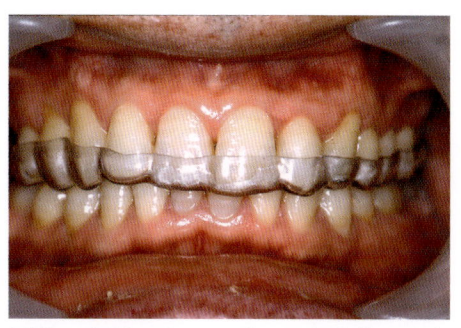

図❾　左側側方運動でも同様に犬歯誘導した

図❿　夜間はナイトガードを装着して歯ぎしり防止に努めた

Case 2　歯周管理

　メインテナンスの中心は、歯周管理になる。カンチレバーの補綴装置はトラブルが多い。
　患者は50歳女性で、どうしても 5| を保存してほしいと希望して来院された（図⓫）。
　母床の吸収状態、歯の動揺度などから保存は不可能と思われたが（図⓬）、本人の強い希望から、残すことになった。

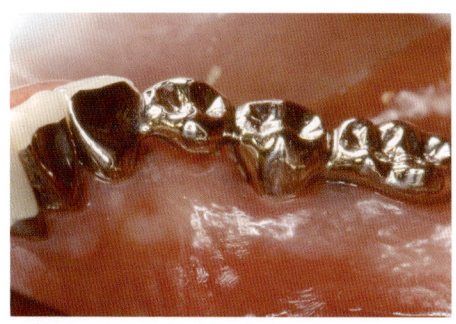

図⓫　なんとかして 5| を残してほしいと来院

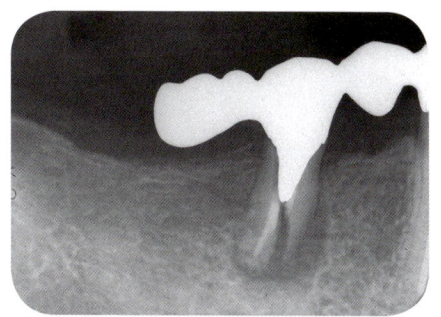

図⓬　X線写真からも抜歯適応と思われたが、本人の希望で残すことにした

接着臨床による歯根破折からの生還　37

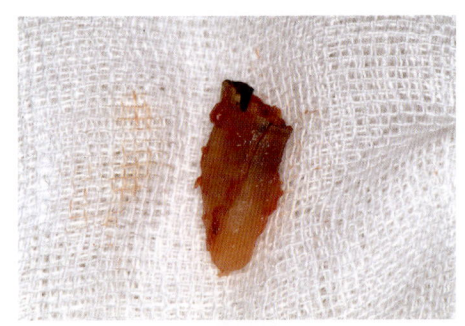

図⓭ 抜歯歯牙。歯根膜に活性度がない

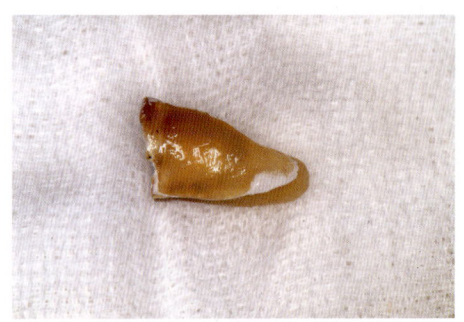

図⓮ 整復、SBにて固定したところ

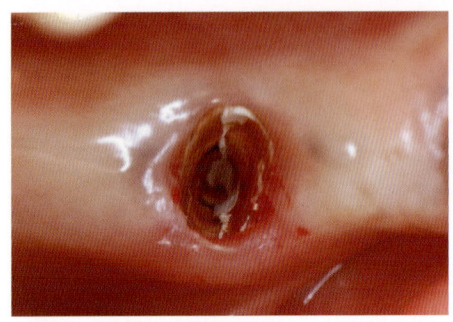

図⓯ 再植時、骨植はよい

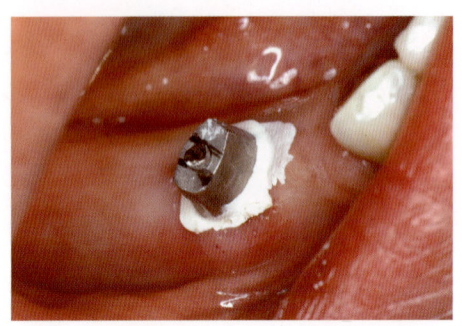

図⓰ 2週間後、SBにて金属支台築造を行う

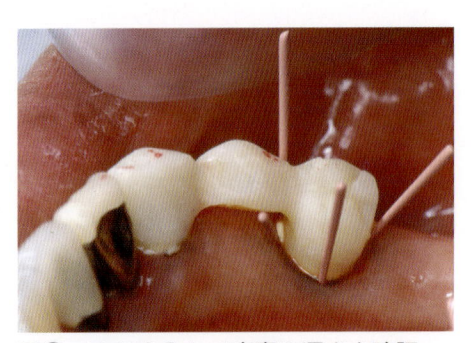

図⓱ TEKを入れて盲嚢の深さを確認

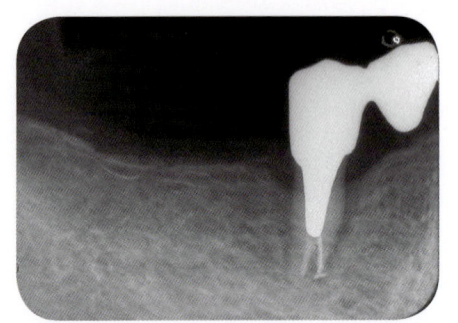

図⓲ 術後1ヵ月のX線写真。歯根膜はやや開き気味

　図⓭は抜歯後の状態である。歯根膜に活性度がみられず再植は難しいと思われたが、整復、SBで固定した（図⓮）。
　それでも再植時、骨植は安定しており、比較的母床との安定はよかった（図⓯）。
　2週間後、SBにて金属支台築造装置を装着した（図⓰）。
　TEKを入れて盲嚢測定するが（図⓱）、1年ぐらいは正常な値を示していた。
　図⓲は術後1ヵ月のX線写真であるが、歯根膜腔はやや拡大し始めた。

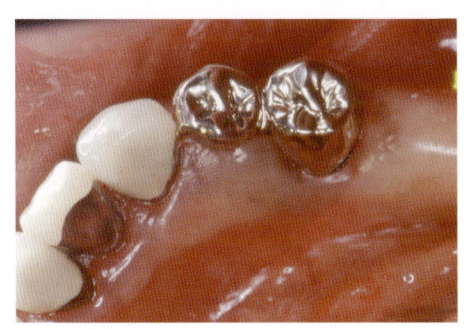

図⓳　術後3年3ヵ月後。動揺（+）、歯肉炎（+）

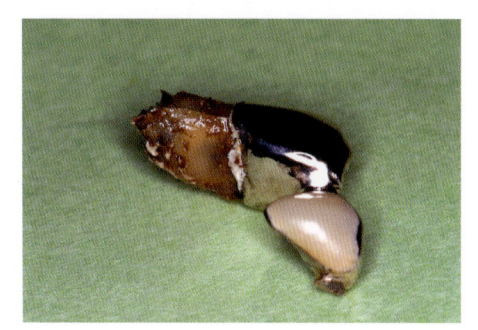

図⓴　3年3ヵ月で抜歯した。破折部は異常なく歯根全面に歯石が沈着していた

　TEKを入れて3年3ヵ月後、歯牙動揺、排膿がみられた（図⓳）。

　結局、3年3ヵ月で抜歯に至った。破折部は異常がなかったが、歯根全面に歯石が沈着していた（図⓴）。

　メインテナンスとしては、歯周組織再生療法が重要となる。歯根破折再生療法では、それらをしっかりと補ってメインテナンスに心がけなければならない。これから新しい療法が出てくる可能性は十分考えられる。

なぜ、接着支台築造法でなければならないのか？

　支台築造には、以下の5つの目的がある。

【支台築造の5つの目的】
　①残存歯質の強化
　②歯冠修復物の維持力の強化
　③寸法精度の向上
　④便宜形態としての意義
　⑤貴金属の節約

　そして、日常臨床で行われている通常の支台築造法には、次の問題点があげられる。

【日常臨床における支台築造法の問題点】
　①脱離
　②歯根破折
　③根端病変（咬合痛）
　④根面カリエス
　⑤歯肉変色

　また、補綴物が脱落する原因として、以下のものが考えられる。

【脱落補綴物の原因】
　①支台築造の誤り
　②二次カリエス

表❶　眞坂信夫氏が提案する支台築造の目標

理想の支台築造
①有髄歯以上の強度をもつ
②支台築造法に細菌学的手法を取り入れる
③ポストコアが根管充填材となる歯内療法と支台築造が一体化したシステム
④歯細管レベルの無菌化を維持できる支台築造
⑤必要なときにはポストが簡単に除去でき、根尖へのアプローチが容易に行える

表❷　*i*-TFC システムと従来法の比較

i-TFC システムと従来の築造法との違い	
従来の築造法	*i*-TFC
ガッターパーチャポイント＋ポストコア	ポストコア
根管充填用セメント	S.B.
間接法が主体	直接間接法 or 直接法
除去が難しい	除去がやさしい
加圧充填	接着充填
技術的に難しい	技術的にやさしい

③補綴物不適合

④鉤歯であった

⑤咬合状態不良

⑥歯の破折

　補綴物の脱落の原因としては、支台築造の誤りがいちばん多く、二次カリエス、補綴物不適合、鉤歯であったこと、咬合状態の不良、歯の破折の順に多い。

　そこでいちばんの要因となっている支台築造の誤りについて、何か打つ手はないかと考えて、辿り着いたのが接着支台築造法 *i*-TFC システムである。

　支台築造法は歯科理工学、細菌学、病理学、歯科保存学、歯科補綴学、接着歯学の統合化の上に成り立って、初めて理想的なシステムができあがる。眞坂信夫氏は、接着という新しい技法を手にすることができた現在においては、この失活歯の支台築造こそ、もっとも予知性があり、テクニック依存度の少ないシステムを構築できると述べている。眞坂氏が提案する支台築造の目標を**表❶**に示す。

　i-TFC システムとは、この目標をみたし、根管充填と支台築造を一度に行うシステムである。*i*-TFC システムの構造を**図㉑**に示した。また、**表❷**では従来の築造法との違いを比較していただきたい。

VI 歯根破折の予防処置

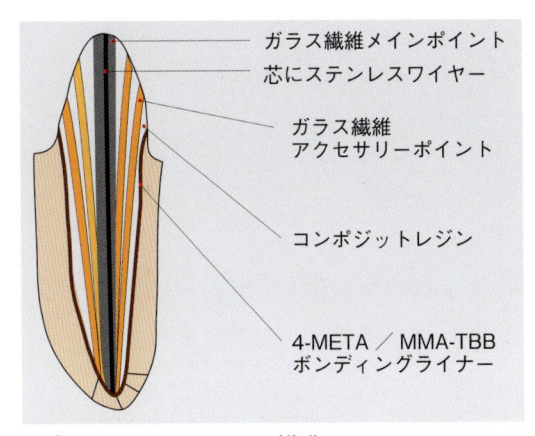

図㉑　i-TFCシステムの構造

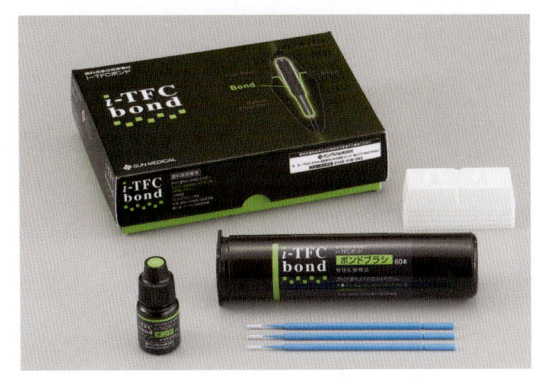

図㉒　i-TFCボンド（サンメディカル）

表❸　失活歯の利用頻度

1979年	ドイツ	12.9%	C&Br
1983年	日本	61.8%	C&Br
1986年	スウェーデン	31.1%	Brのみ
1995年	オランダ	16.2%	Brのみ

表❹　Ray & Tropeの報告（1995）による10年経過症例による根端病変の発現率

歯内療法	修復	根端病変の発現率
○	○	8.6%
○	×	55.9%
×	○	32.4%
×	×	81.9%

　なお、ドイツ、日本、スウェーデン、オランダの4ヵ国の失活歯の利用頻度について**表❸**に示す。データは少し古い（年度、処置も違う）が、傾向として日本の失活歯の利用頻度は他の3ヵ国よりも高いということが考えられる。

　また、Ray & Tropeの報告による10年経過症例の根端病変の発現率を**表❹**に示す。歯内療法と修復のどちらも行った症例については、その発現率はもっとも低くなっている。

　こうした背景も、接着支台築造の必要性を高めたものと考えられる。

接着臨床による歯根破折からの生還　41

i-TFC システム

Ⅶ 「*i*-TFCシステム」について

　i-TFC システムは、*in-situ* Treatment Filling and Core System の頭文字をとったもので（接着臨床研究会　支台築造研究部会が提唱）、先述したが、根管治療から根管充填、支台築造、支台歯形成までを一連のシステムとしてとらえたものである。

i-TFCシステムの構成と適用条件

　i-TFCシステムは、*i*-TFCポスト、*i*-TFCスリーブ、ポストコアレジン、コアレジンおよびスーパーボンド セップから構成されている（図❶）。

　本システムには、根築一回法、直接法、直接間接法、間接法があるが、これらの方法の使い分けと適応症は、支台歯の歯種、歯根形態、ポストホールの形状ならびに歯頸部歯質の残存状態を基準にして考える（図❷、表❶）。

　i-TFCシステムは、以下の条件をみたした症例に適用する。
①歯頸部全周に1mm以上の歯冠歯質が残っている場合
　ポストの断裂や脱離の心配がないので、根築一回法、直接法が最適用となる。
　＊直接法ではコンポジットレジンの重合収縮が原因となる接着界面における強度低下が問題となるが、フェルール効果でこれをカバーできる。
②歯冠部歯質が大きく失われている場合
　可能な限り歯冠長延長術や矯正的挺出術を適用する。ただし、これにも限界があるので、現在はフェルールが歯根の周囲1/2まであるものを目安として、これが確保できている場合に根管充填後の直接間接法を適用している。直接間接法は、ポストホールの中で一度光

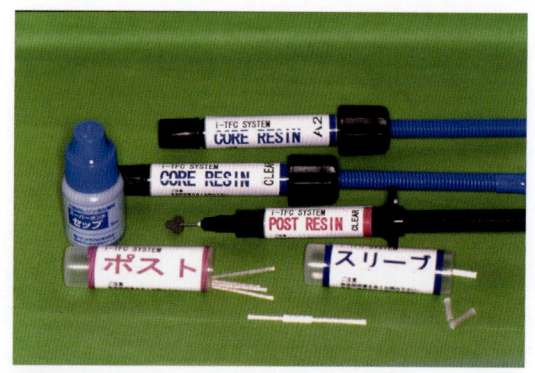

図❶　*i*-TFCシステムは、*i*-TFCポスト、*i*-TFCスリーブ、ポストレジン、コアレジン、分離材から構成されている

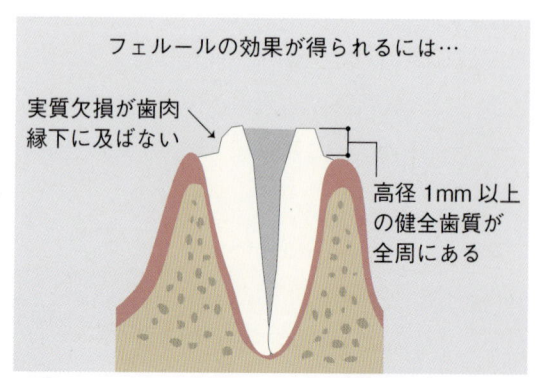

図❷　フェルール効果が得られる条件
フェルールの効果が得られるには…
実質欠損が歯肉縁下に及ばない
高径1mm以上の健全歯質が全周にある

表❶　フェルール1mm以上を基準とした場合のi-TFCシステムの使い分け
(眞坂信夫,諸星裕夫,編『i-TFCシステムの臨床』ヒョーロン,東京,2009.より引用改変)

フェルールの状態	前歯	小臼歯*) ポスト方向が平行	小臼歯*) ポスト方向が異なる	大臼歯 ポスト方向が平行	大臼歯 ポスト方向が異なる
全周にあり	♥・♣・♠	♥・♣・♠	♥・♣・♠	♥・♣・♠	♥・♣・♠
歯根周囲1/2以上にあり	♥・♦	♥・♦	♥・♣・♠	♥・♦	♥・♣・♠
まったくない**	現状ではメタルが多い	現状ではメタルが多い	♠	現状ではメタルが多い	♠

* : 小臼歯単根管は前歯と同じ扱いである。
** : i-TFCシステムとメタルの長所・短所を説明し、受診者の希望によって選択（眞坂信夫氏の提案）

♥：根築1回法　　♣：直接法（根管充填後）
♦：直接間接法（根管充填後）　　♠：間接法（根管充填後）

表❷　各種照射器の照射時間と硬化深度（単位：mm）

機種	ハロゲン系	ハロゲン系	高出力ハロゲン系	高出力ハロゲン系	キセノン系	キセノン系	LED系
照射時間	20秒	30秒	5秒	10秒	3秒	6秒	30秒
ポストレジン	4.5	5.5	4.5	6.0	4.0	5.5	5.0
コアレジン　A2	2.0	2.5	2.5	3.0	2.5	3.0	2.5
コアレジン クリア	3.0	4.0	3.0	4.5	3.0	4.5	3.5

*犬歯などポストホール形態が長い場合、直接法では光照射を何回かに分けて行う

(サンメディカル研究部提供)

重合を終えてからポストから築造体を撤去し、あらためて接着性レジンで接着するので、コンポジットレジンの重合収縮の影響が少なくなる。このため、悪い条件のもとでは、この術式を選択する。また、ラバーダムを装着できれば、接着維持力の大きい根築一回法の適応となる。

③根管の位置方向が異なる小臼歯複根管歯と大臼歯複根管歯の場合

　根築一回法、直接法、あるいは間接法を用いる。方向の異なる根管ポストによるコアの維持効果が期待できるために脱離の不安がなくなり、またポストが複数となるため、ポスト断裂の心配も少なくなるためである。

　＊この場合、形態調整が難しい場合に間接法の適用となるが、その際には、ポストを分離した組み立て式コアとなる。

④光照射操作が難しい場合

　歯種によって光照射が難しく、根築一回法、直接法が施術できない場合には、間接法の適応となる。

⑤歯周全周にわたって歯冠歯質が欠落し、フェルール効果を求められない場合

　フェルール効果を求められない歯の保存には限界がある。歯を保存するか抜歯するかの判断については、インフォームド・コンセントをしっかり行って、受診者との間で確認書を取り交わしておく等の配慮が重要である。

　i-TFCシステムを用いた支台築造法にはすでに述べたように4つの方法がある（表❸）。次頁に、基本となる直接法と間接法の流れを示す。

表❸ *i*-TFCシステムを用いた支台築造の4つの方法

直接法	間接法
根管充填後、直接口腔内で支台築造を行う方法	根管充填後、模型を作製して技工作業を行い、できた築造体を接着性レジンで接着させる方法
根築一回法	**直接間接法**
根管充填と支台築造を1回の操作で行う方法（考え方としては直接法に含まれる）	根管充填後、口腔内で直接支台築造を行い、築造体を一度外して口腔外で確実に硬化させた後、再度口腔内に戻し、接着性レジンで接着させる方法（考え方としては間接法に含まれる）

直接法による支台築造

1 前準備
①根管治療・根管充填
＊根築一回法は支台築造体の作製時に根管充填を行う
②ポストホール形成

2 ポスト（スリーブ）の試適
①ポスト・スリーブの形態修正
②ポスト・スリーブの調整・試適
＊細い根管の場合、*i*-TFCポストのみを使用する

3 ポストホール内の被着面前処理
①根管ブラシによる機械的清掃
②アクセル、象牙質表面処理材グリーンによる被着面前処理
＊スーパーボンド クイックで接着させるためポストホール内の被着面の処理を行う

4 支台築造体の作製

①ポスト部の作製
- ポストのみ → スーパーボンドクイックの填入 → ポストレジンの填入 → ポストの挿入 → ポストレジンの硬化
- ポストとスリーブ併用 → スーパーボンドクイックの填入（＊シリンジを使用すると上手にできる）→ スリーブにポストレジンを填入 → スリーブにポストを挿入 → ポスト・スリーブの挿入（＊ポスト・スリーブ部は、薄く一層ポストレジンにてコーティングする）→ ポストレジンの硬化

②コア部の作製 → コアレジンの築盛 → コアレジンの硬化

5 支台歯形成
支台築造体の完全硬化を確認したうえで、最終歯冠修復装置を考慮して支台歯形成を行う

□：口腔内での操作
■：技工操作

「*i*-TFCシステム」について

(眞坂信夫，諸星裕夫，編『*i*-TFCシステムの臨床』ヒョーロン，東京，2009.より引用改変)

間接法による支台築造

1 前準備
① 根管治療・根管充填
② 築造用のポストホール形成
＊コロナルリケージを予防するため、根管充填ではスーパーボンド等を使用する

2 印象採得・作業用模型作製
① 印象採得
② 作業用模型の作製
③ 作業用模型の修正
＊アンダーカットはポスト・コア離型を困難にするため、模型修正を行う

3 ポスト（スリーブ）の試適
① ポスト・スリーブの調整、試適
② 分離材の塗布
＊スーパーボンドセップ、プライムセップ等

4 支台築造体の作製

① ポスト部の作製
- ポストのみ → ポストレジンの填入 → ポストの挿入 → ポストレジンの硬化
- ポストとスリーブ併用 → スリーブにポストレジンを填入（＊気泡が入らないように注意する）→ スリーブにポストを挿入 → ポスト・スリーブの挿入 → ポストレジンの硬化
  ＊ポスト・スリーブ部は、薄く一層ポストレジンにてコーティングする

② コア部の作製 → コアレジンの築盛 → コアレジンの硬化

5 支台築造体の離型
支台築造体の離型 → 支台築造体の再光照射 → 分離材の除去

6 試適・支台歯形成
口腔内試適 → 支台歯形成

7 支台築造体の装着
スーパーボンドで接着
＊ポストホール内の被着面前処理を直接法同様に行う
＊根管内消毒薬の接着阻害に十分注意する
＊シリンジを使用すると上手にできる

【参考文献】

1）諸星裕夫：歯根破折の臨床的分類とその対応―接着レジンによる対応を中心に．歯科評論，610：83-92，1993．
2）諸星裕夫：金属クラウンとインレーの接着．デンタルダイヤモンド，10：60-63，1994．
3）諸星裕夫：接着性レジンセメントを使った修復物を撤去してみて考えたこと．補綴臨床別冊「実力アップ 接着・合着」，補綴臨床，1995：189-192．
4）諸星裕夫：接着で変わる臨床―失活歯のトラブルに接着をいかす，歯根―歯根膜の保存．接着の臨床，87-91，1996．
5）諸星裕夫：接着で変わる臨床―歯冠修復物の接着操作，補綴における接着レジンの応用．接着の臨床，135-140，1996．
6）下野正基，井上 孝，眞坂信夫，諸星裕夫，市村賢二：歯髄保存を可能にした接着性レジンの新たな臨床応用．補綴臨床別冊「接着歯学の最前線」，補綴臨床，1991：27-32．
7）諸星裕夫，井上 孝，下野正基，市村賢二，眞坂信夫：歯髄保存療法に有効な 4-META/MMA-TBB 系接着レジン―その2 細胞反応に関する実験的検索．接着歯学，10（3）：235-239，1992．
8）諸星裕夫，井上 孝，下野正基：4-META/MMA-TBB レジンが家兎移植歯髄の硬組織形状に及ぼす影響について．接着歯学，16（4）：224-225，1999．
9）諸星裕夫，加藤孝信，眞坂信夫：4-META 接着性ブリッジの診断から装着まで．デンティスト，77（1）：3-26，1982．
10）諸星裕夫，眞坂信夫：接着築盛修復法による審美修復の一考察．ザ・クインテッセンス，5（12）：99-105，1986．
11）中本弘子，諸星裕夫，眞坂信夫：接着ブリッジ法の臨床診断から装着まで．デンタルダイヤモンド，11（12）：48-51，1986．
12）荒木俊樹，諸星裕夫，眞坂信夫：接着ブリッジ法の臨床 臨床応用における基本的な考え方．デンタルダイヤモンド，11（11）：48-51，1986．
13）森実司，諸星裕夫，眞坂信夫：キャスト・アンレーによる接着歯冠修復法．デンタルダイヤモンド，11（10）：48-51，1986．
14）眞坂信夫，諸星裕夫，編著：i-TFC システムの臨床．ヒョーロン，東京，2009．

おわりに

　筆者は、化石として「接着歯科臨床」を後世に伝承したいと考えた。しかし、近年の歯科材料や器材の発展・進歩には目を見張るものがある。このため、未来予想図を正確には描ききれない。歯周病関連の治療法や歯内療法（インスツルメントを含め）関連の治療法、新しい修復法（新素材を含め）、さらに、再生素材を中心にした夢の生体歯科材料まで、これからいろいろな新素材・新技術が歯科医療分野に導入されることになる。ここに2013年の時点での接着歯科臨床の未来予想図をまとめてみた。

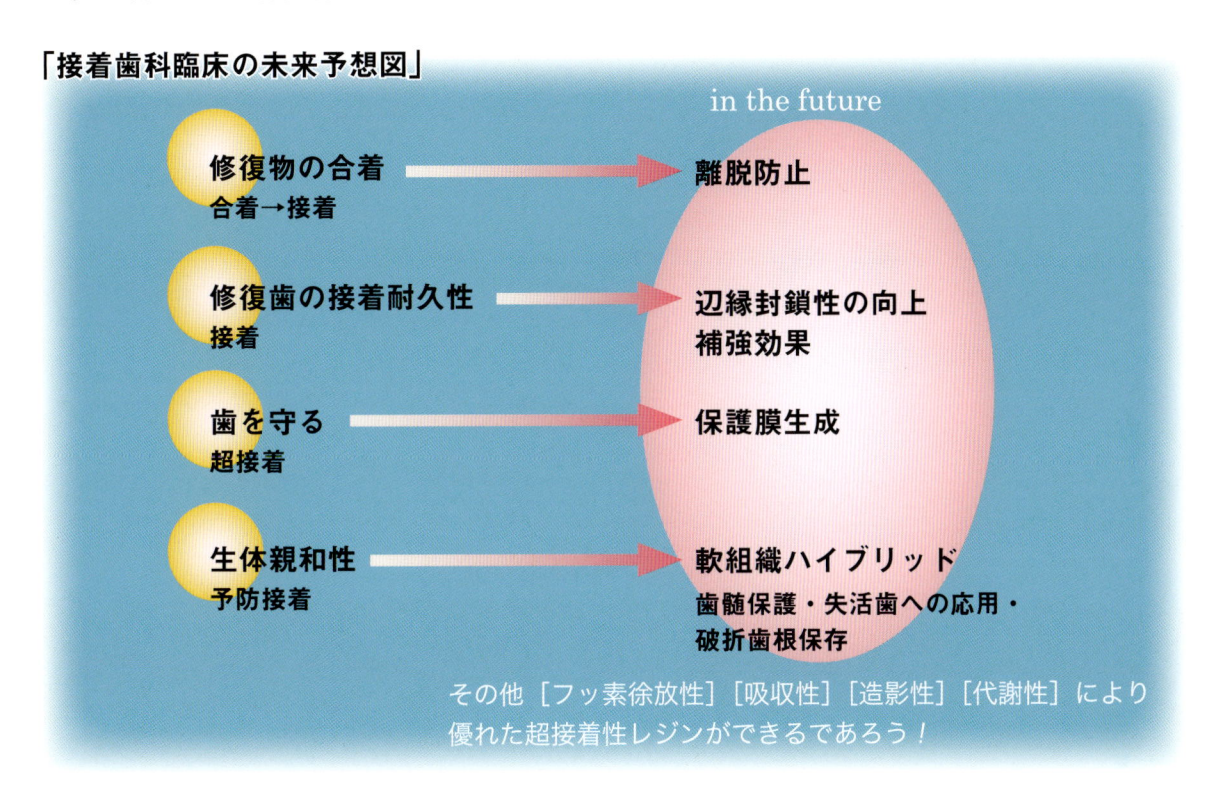

「接着歯科臨床の未来予想図」

in the future

- 修復物の合着　合着→接着　→　離脱防止
- 修復歯の接着耐久性　接着　→　辺縁封鎖性の向上／補強効果
- 歯を守る　超接着　→　保護膜生成
- 生体親和性　予防接着　→　軟組織ハイブリッド　歯髄保護・失活歯への応用・破折歯根保存

その他［フッ素徐放性］［吸収性］［造影性］［代謝性］により優れた超接着性レジンができるであろう！

　今年還暦を迎え、臨床経験も35年となった。また開業歴は27年目というなかで、本書を上梓できたことは大きな喜びである。上梓まで、本当に親身にご指導いただいたデンタルダイヤモンド社の後藤由紀氏に感謝申し上げます。

　ここまで、市井の臨床歯科医師でありながら、接着をテーマに掲げ研究にも携わってこられたのは、恩師眞坂信夫先生はじめ、東京歯科大学同期の井上 孝教授と、有泉秀紀先生、大澤有輝先生、森田欣吾先生に励ましていただいたおかげと感謝申し上げます。

　また、掲載した臨床症例のほとんどを作製していただいた歯科技工士の佐々木良祐氏（平塚・ティースファクトリー）、私の目・手となりアシストしてくれた歯科衛生士の服部道子さん、渡辺美智子さん、野下納未さん、歯科助手の松本道子さん、皆様方の長きにわたるご援助・ご協力の賜物と深謝申し上げます。

　最後に、「接着歯科臨床」のよき理解者であり、一番のパートナーである妻の恵美、息子であり、歯科医師となった貴大、輝成、そして娘の奈美に心より感謝します。

2013年10月

諸星裕夫

□ 著者略歴

諸星裕夫（もろほし やすお）
諸星歯科医院

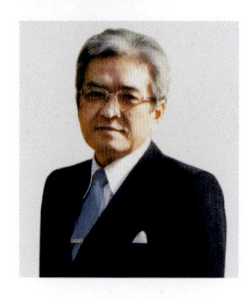

1953年	神奈川県平塚市生まれ
1978年	東京歯科大学卒業
	アメリカ遊学
1979年	眞坂歯科医院勤務
1986年	神奈川県平塚市にて開業

[活動]

1988年	神奈川歯科医師会常置委員会委員（厚生3期、学術2期）
1993年	日本接着学会理事
	接着臨床セミナー企画委員
	接着臨床研究会会員
1995年	『接着歯学』編集委員
1998年	㈳平塚歯科医師会理事
1999年	東京歯科大学より博士「歯学」授与

接着臨床による
月刊　諸星裕夫　歯根破折からの生還

発行日	2013年12月1日　第1版第1刷
著　者	諸星裕夫
発行人	湯山幸寿
発行所	株式会社デンタルダイヤモンド社
	〒101-0054 東京都千代田区神田錦町1-14-13
	錦町デンタルビル
	電話＝03-3219-2571㈹
	http://www.dental-diamond.co.jp/
	振替口座＝00160-3-10768
印刷所	共立印刷株式会社

Ⓒ Yasuo MOROHOSHI, 2013
落丁、乱丁本はお取り替えいたします。

● 本書の複製権・翻訳権・上映権・譲渡権・公衆送信権（送信可能化権を含む）は㈱デンタルダイヤモンド社が保有します。
● [JCOPY]〈㈳出版者著作権管理機構 委託出版物〉
本書の無断複写は著作権法上での例外を除き禁じられています。複写される場合は、そのつど事前に、㈳出版者著作権管理機構（電話 03-3513-6969、FAX 03-3513-6979、e-mail：info@jcopy.or.jp）の許諾を得てください。